噢，
腰椎间盘突出
原来是
这样的呀！
走出误区 自我康复

编著　诸葛明民　陈永梅

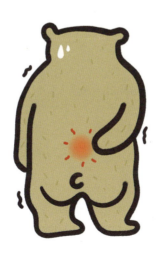

中国科学技术出版社
·北京·

图书在版编目（CIP）数据

噢，腰椎间盘突出原来是这样的呀：走出误区 自我康复 / 诸葛明民，陈永梅编著 . —北京：中国科学技术出版社，2023.3
ISBN 978-7-5236-0019-1

Ⅰ.①噢… Ⅱ.①诸… ②陈… Ⅲ.①腰椎－椎间盘突出－诊疗 ②腰椎－椎间盘突出－康复 Ⅳ.① R681.5

中国国家版本馆 CIP 数据核字（2023）第 035986 号

策划编辑	王久红　王　微
责任编辑	史慧勤
文字编辑	郭仕薪　汪　琼
装帧设计	华图文轩
责任印制	徐　飞

出　　版	中国科学技术出版社
发　　行	中国科学技术出版社有限公司发行部
地　　址	北京市海淀区中关村南大街 16 号
邮　　编	100081
发行电话	010-62173865
传　　真	010-62179148
网　　址	http://www.cspbooks.com.cn

开　　本	889mm×1194mm　1/32
字　　数	134 千字
印　　张	6.25
版　　次	2023 年 3 月第 1 版
印　　次	2023 年 3 月第 1 次印刷
印　　刷	北京盛通印刷股份有限公司
书　　号	ISBN 978-7-5236-0019-1/R・3005
定　　价	48.00 元

（凡购买本社图书，如有缺页、倒页、脱页者，本社发行部负责调换）

内容提要

腰痛、腰突,我们的老腰总会出现一些幺蛾子,影响生活。现在专业的腰椎间盘突出症医生和护士,站出来为你答疑解惑,科普常识,走出误区,介绍实用的自我康复疗法。读完本书,你就知道:噢,腰椎间盘突出原来是这样的呀!

前 言

腰椎间盘突出症是引起腰腿痛的常见病和多发病。如果到人群中做个随机调查，几乎人人都知道腰椎间盘突出症这个病名，甚至还能略谈一二，但这个病也是认知误区较多的一种病。

关于治疗的误区

很多患者认为，只要腰椎间盘有突出就必然会有神经压迫，就肯定会有症状，腰椎间盘突出越大就应该代表着病情越严重等。

很多患者要么认为这个病治不好，要么认为这个病不用治。

有一些患者认为腰椎间盘既然已经突出了，那么手术才应该是根本之法，故不管有没有手术指征，都应选择手术治疗。

还有一些患者则对此病持截然相反的态度，即使出现了手术指征，却还是不肯手术，以致错过了最佳手术时机。

这些观点都比较令人遗憾，也是腰椎间盘突

出症的认知误区所在。腰椎间盘突出症"知名度高，认知度低"的现象不只是在普通人群中常见，即便是跨专业的医护人员，甚至在一些低年资医生中也可能同样存在认识不足的现象。

腰椎间盘突出症患者到医院就诊时，由于就诊过程时间有限，主诊医生不可能也没有时间，把腰椎间盘突出症的一些基本常识及认知误区都给患者详细讲解一遍。患者只有通过不同渠道来了解这些知识，这容易出现"以讹传讹"的现象，让很多患者在治疗上走了不少弯路。

少部分具备手术指征的腰椎间盘突出症患者需要手术治疗；大多数患者都可以通过非手术治疗达到满意的临床疗效。这已是国内外该领域专家的共识。

关于疗效与复发的误区

无论是非手术治疗还是手术治疗，临床上有时会出现一些尴尬的情况。

有些患者腰痛经常发作，但休息两天或简单处理后，腰痛就很快缓解了；虽然病情常反复发作，但检查也没有太大问题，或只是提示腰椎间盘膨出或轻度突出。一些医生也束手无策，只能嘱咐患者要多注意休息或采取一些简单的治疗措施（如口服及外用药物，以及针灸或理疗等），而没有其他更多的特别说明。

有些腰痛或腰部不适的患者，尝试过许多治疗方法，要么收效甚微，要么只是感觉治疗时稍好一些，停止治疗后总是容易复发。

还有些腰椎间盘突出症患者经过短期的对症治疗后，腰痛已明显缓解，但还是存在腰腿不适。此类患者虽然在坚持治疗一定时间后，大多会有不同程度的康复，但由于腰椎间盘突出症往往是中青年居多，频繁往返医院必然会严重影响正常工作，因而患者有时很难依从。

更有甚者，尽管已经接受了手术治疗，但仍会感到腰腿不适；部分康复患者出于对疾病复发的担心，还在不停地寻找各种方法。

对于这些情况，如果全程仅凭借医生的治疗和帮助，通常很难彻底消除症状并使之完全康复。对于这些医院治疗优势不明显的情况，自我康复疗法往往可以起到积极作用，可帮助患者消除症状、恢复功能、促进康复、减少及预防复发，最终取得比较满意的临床疗效。

基于上述误区，我们编写了这本书。本书第一部分尽可能将腰椎间盘突出症患者比较关心的一些常见问题及认知误区，用较少的医学专业术语进行通俗易懂的讲解，引导读者科学认识腰椎间盘突出症，对自己病情有较为客观理性的认识，从而为后续的治疗抉择提供帮助。此外，由于腰椎疼痛与工作状态、姿势、负荷密切相关，对于腰痛患者，特别是一些慢性腰痛、腰椎间盘突出症患者，自我康复就显得尤为重要。本书第二部分主要介绍了腰椎间盘突出症的自我康复疗法，引导读者正确掌握自我康复的技术方法，帮助其逐渐矫正并摒弃不良姿势，养成良好的生活工作习惯，使临床疗效更加稳定、持久。

  祝愿所有腰痛、腰椎间盘突出症患者，都能从本书中受益，早日告别疼痛，重返健康生活。

诸葛明民 陈永梅

  好的疗效来自正确的方法，更来自您的执行力和坚持。就像需要戒烟的人一样，即使我们提供给他若干种成功的方法，但他自己无动于衷，那么结果也可想而知。

  怎么样，现在就开始吧！

  欢迎您将阅读和使用本书的心得体会及建议反馈给我们，致信邮箱 jsdtzgmm@163.com。

目 录

 哇,腰椎间盘突出症还有这么多门道

什么是腰椎间盘及其膨出、突出、脱出	002
读片很重要,不是椎间盘突出越大就越严重	006
不是所有腰痛都叫腰椎间盘突出	012
腰椎间盘突出症,一定需要手术吗	020
CT和磁共振报告腰椎间盘突出结论一致,临床表现为何不同	025
真假腰椎间盘突出症,你是哪种情况	034
有一种腿痛叫"间歇性跛行"	043
腰椎管狭窄很常见,需要手术者是少数	048
腰椎间盘突出并不严重,腰痛为何却总是治不好	053
腰椎滑脱与腰椎间盘脱出是否相同,需不需要手法复位	058
腰椎间盘突出症治疗方法和效果,如何提前知晓	063
腰椎间盘突出不要慌,自我测试来帮忙	067
腰椎间盘突出,出现这些症状要谨慎	074
不开刀,腰椎间盘突出症也可以这样治	078

腰椎间盘突出压迫神经，不开刀如何取得疗效	084
这样的腰椎间盘突出，千万不要做牵引	087
中药治疗可促进腰椎间盘脱出髓核重吸收	092

嘿，腰椎间盘突出症是这么康复的

治疗找医生，康复靠自己	098
急性腰痛如何处理	100
慢性腰痛的自我康复	102
向前弯腰腰痛的自我康复	111
向后仰腰腰痛的自我康复	115
腰部酸痛，下雨天更明显，不耐久坐的自我康复	118
下肢疼痛麻木、酸胀不适的自我康复	124
臀部疼痛的自我康复	131
大腿后侧不适、吊筋感的自我康复	133
小腿后侧不适、吊筋感的自我康复	136
大腿前侧难受、吊筋感的自我康复	140
小腿及足部疼痛、酸胀、麻木不适的自我康复	143
自我康复疗法注意事项	149

腰椎间盘突出症患者该怎么吃　　　　　　　　　　　151

倒走能不能治腰痛　　　　　　　　　　　　　　　155

要想腰椎间盘突出症不复发，注意这些生活细节　　159

腰椎间盘突出症患者如何正确选购和佩戴腰围　　　162

腰椎疼痛康复伴侣——"中药湿热敷"疗法　　　　167

腰椎间盘突出症，这样工作生活不伤腰　　　　　　173

附录 A　腰椎间盘突出症常见问题速查　　　　　　180

附录 B　特色中医靶点疗法十二问　　　　　　　　187

哇，腰椎间盘突出症还有这么多门道

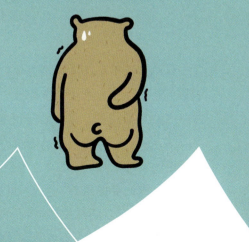

什么是腰椎间盘及其膨出、突出、脱出

当患者因腰疼腿痛去医院就诊时,接诊医生常会开具CT、磁共振检查申请单,让其进行相关的影像学检查以确定病因。很多患者在做过CT、磁共振检查拿到报告单后,往往会向医生咨询什么是椎间盘?什么是椎间盘膨出、突出、脱出?

笔者在这里尽量不用晦涩的医学术语,就用通俗易懂的语言来给大家介绍一下这些与椎间盘相关的基础知识。

腰椎间盘

以第4腰椎和第5腰椎为例,一般第4腰椎简写为L_4,第5腰椎简写为L_5,第4腰椎和第5腰椎之间有一个衬垫样的东西,这就是椎间盘,第4腰椎和第5腰椎之间的椎间盘就简写为$L_{4\sim5}$椎间盘。腰椎间盘解剖结构示意见 图1 。

椎间盘具有减震、缓冲、维持腰椎生理曲度等功能。

关于椎间盘的形态,我们可以把腰椎间盘比作一个"豆沙包"。其中椎间盘的纤维环就相当于豆沙包的"皮",椎间盘的

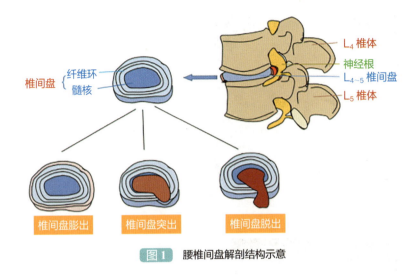

图1 腰椎间盘解剖结构示意

髓核就相当于豆沙包的"馅"。

腰椎间盘膨出、突出、脱出

若还是将腰椎间盘比作"豆沙包",腰椎间盘膨出就相当于把"豆沙包"压扁了,但"豆沙包的外皮"还是完整的,"豆沙包"向周边膨胀开 图2 。

腰椎间盘突出就相当于"豆沙包的外皮"已经破裂或变薄而接近破裂,"豆沙包里面的馅"向外鼓起突出 图3 。

腰椎间盘脱出就相当于"豆沙包的外皮"已经破裂,"豆沙包里面的馅"向外流出 图4 。

当然,还有一种类型,应该可以归类到腰椎间盘脱出,就是"豆沙包的外皮"不但已经破裂,"豆沙包里面的馅"也已经向外流出,并且与"豆沙包"完全分离了。这种往往被称为腰

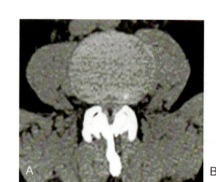 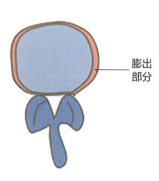

图 2 腰椎间盘膨出影像（A）和示意（B）

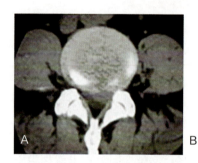 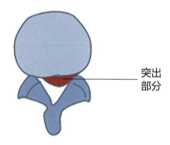

图 3 腰椎间盘突出影像（A）和示意（B）

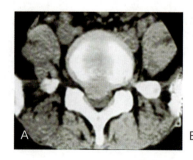 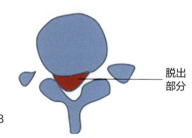

图 4 腰椎间盘脱出影像（A）和示意（B）

椎间盘脱出、游离。

　　值得注意的是，腰椎间盘膨出、突出、脱出只是代表患者当前的椎间盘"形态学"改变，并不能代表病情的轻重程度。此外，椎间盘突出的大小与其临床表现并非呈正相关。也就是说，不是腰椎间盘突出越大就表示临床症状越严重，要结合患者的具体情况综合评价。此外，临床疗效与突出的髓核大小也无必然联系。

读片很重要，不是椎间盘突出越大就越严重

腰椎间盘突出症是临床常见病、多发病、疑难病，也是患者认识误区较多的一种疾病。有些患者在拿到CT或磁共振报告单后，往往会以椎间盘突出的大小来评估自己的病情，甚至有一部分缺乏经验的临床医生，也常常会带着这种惯性思维来看待腰椎间盘突出，认为椎间盘突出越大就肯定代表着病情越严重，症状就应该越明显。

椎间盘突出的大小，一般都是通过影像学检查获得的。CT往往是其最为常用的方法。但大家要知道，目前CT（三维重建除外）大多提供的只是一个二维的图片，其主要以轴位的形式来展示椎间盘病变。从轴位CT图像上我们可以了解到椎间盘的形态、大小、方位，以及椎间盘突出与神经根之间的关系，但由于CT主要以轴位的图像为主，有时对一些特殊病例并不能完全真实地显示椎间盘突出及大小 图5 。对于这类特殊病例，医生可能还会安排患者再加拍一个磁共振，因为磁共振可以更好地提供一个矢状位的图像，这样就能更加客观地还原椎间盘的

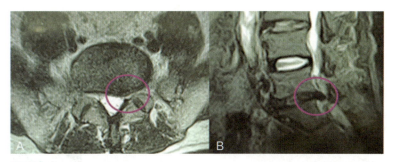

图5 轴位CT图像未见明显腰椎间盘突出（A），矢状位磁共振图像显示腰椎间盘脱出（B）

真实形态和大小，从而对患者病情进行更好的评估（CT检查有时候会漏诊一部分患者椎间盘突出的真实状况）。

腰椎间盘突出的症状多是由于突出的髓核刺激或压迫神经根引起的，所以在对椎间盘突出髓核的情况有了初步估计后，进一步就是要看症状严不严重，相对椎间盘突出的大小来说，椎间盘突出的部位更能决定患者病情的严重程度。因此，需要了解突出的髓核对神经根压迫得严不严重，要想知道神经根有没有受压，我们首先要了解神经根在椎管内的具体走行。由于神经根有一定的延展性和蠕变率，即有一部分神经根即使被突出的椎间盘压迫，患者也可能会没有症状或症状轻微。只有神经根在其相对狭窄或固定的通道中，不能很好地进行避让或没有足够的退让空间，受到挤压后患者才会表现出具体的症状。因此，有时即使是很小的突出，也可能会引发较为明显的临床症状。所以在读片时，我们就要把这些位置作为重点部位来看待。

通常，神经根在走行过程中，会在以下这些部位受到刺激或压迫，从而引发症状 图6 。

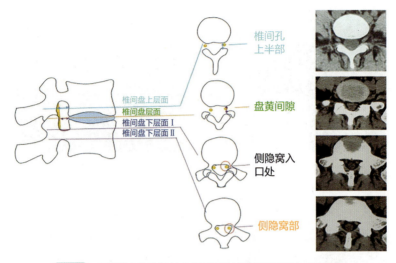

图6　腰脊神经根走行最容易受压的关键部位示意和CT图像

(1) 椎间孔上半部：这是神经根从椎管内出来的一个骨性管道，由于是骨性管道，且这个管道内又有其他组织（血管、韧带等），所以是神经根很容易受压的位置。

(2) 盘黄间隙：这是椎间盘与黄韧带在椎管外侧角最为狭窄的间隙，如果椎间盘旁侧突出就容易导致此处的神经根受压，如果再并发黄韧带肥厚就会使受压更为严重。

(3) 侧隐窝：这是椎管外侧形成的一个骨性凹槽，神经走行其内。由于此处相对狭窄且三面为骨性结构，所以神经根在此处极易受压。

(4) 神经根起始处：此处神经根位置相对固定，缺乏活动度，不能很好地发挥延展性和蠕变率，所以这些部位容易受压，进而易引发临床症状。

为了解神经根的走行，特别是神经根走行过程中相对狭窄或固定的地方，我们在进行 CT 检查时，一张合格的 CT 至少需要在椎间盘上层面（可观测椎间孔上半部）、椎间盘层面（可观测盘黄间隙）、椎间盘下层面（可观测侧隐窝）三个层面进行扫描，否则极易造成漏诊。有条件的还可以在这些层面之间增加扫描层数，那样得出的结论将更为客观和准确。有些医院仅仅在椎间盘这个层面进行扫描，甚至只在椎间盘层面扫描了 1～2 个层面，这样的 CT 结果极易造成临床的漏诊或误诊。

判断病情的严重程度，首先要看椎间盘突出在哪些部位，其次要考虑椎间盘突出的大小。俗话说"内行看门道，外行看热闹"，当你听到某个人说他椎间盘突出达到多少毫米，但经过 1～2 次治疗症状就消失了，此时不必过于惊讶，因为这个人的椎间盘突出可能与他疼痛的关系并不是太密切。有些人即使椎间盘突出不明显，但症状较重，治疗好几次也没有明显缓解，也请不要轻易放弃，因为病情有轻重，康复是需要时间和过程的。

——《 典型病例 》——

这是两例由于特殊部位腰椎间盘突出导致症状严重的病例，其在外院均被看作普通的腰椎间盘突出。在接受治疗后症状不能缓解，并进一步加重，遂慕名前来我院就诊。病例均为女性，病例 1 为中年女性，病例 2 为青年女性。她们来诊时均反映腰腿痛，以腿疼为主，且疼痛剧烈。不能正常直立和行走，无明显的疼痛缓解姿势。其中，病例 2 来诊时已经在外院治疗了一个多月，由于被看成普通的腰椎间盘突出，没有针对病因进行根本治疗，导致病情加重，来诊时已经出现了明显的神经根损伤的症状和体征。这两例患者在医生进行准确读片评估后（图7和图8），选用针对性治疗措施，临床症状都很快得到了缓解。

以上病例从侧面说明，在诊治腰椎间盘突出的过程中，如何看片子是一个很重要的流程，也是专科医生的基本功。病例2在外院已经做了相关影像学检查，但我们发现原有检查结果与患者临床症状不相符，所以给患者重新定位，又做了一个磁共振检查，最终在侧隐窝找到椎间盘脱出的髓核。所以说只有正确的诊断才能进行正确的治疗。

为了更加客观准确地评估患者的具体情况，专科医生在读片时要在脑海里重建患者的三维图像并结合患者的具体情况，运用"四维读片"（三维立体＋动态）的理念来读片，这样才能

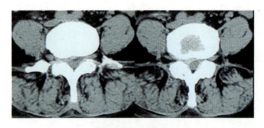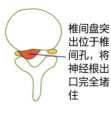

椎间盘突出位于椎间孔，将神经根出口完全堵住

图7 病例1的CT图像和病变部位示意

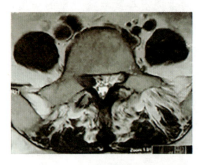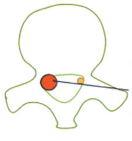

椎间盘脱出，掉入侧隐窝，将神经根完全淹没

图8 病例2的磁共振图像和病变部位示意

更为客观有效地对患者进行准确评估，才能有的放矢地为患者选择合适的治疗方案，取得更为可靠的疗效。

临床上，我们有些医生只看报告单，不能对患者的 CT 检查结果、磁共振检查结果进行正确的审读，甚至不看片子，这种情况下疗效不好甚至误诊、误治也就不足为奇了。

腰椎轴位和矢状位具体结构是什么

把整个腰椎比喻成一根黄瓜，这样会更容易理解。腰椎轴位和矢状位结构分别类似黄瓜的横切面和纵切面（图9 和图10）。

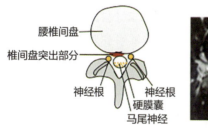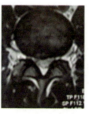

图9 腰椎轴位示意、磁共振图像和黄瓜横切面图

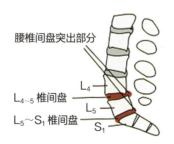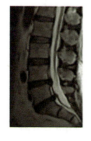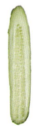

图10 腰椎矢状位示意、磁共振图像和黄瓜纵切面图

不是所有腰痛都叫腰椎间盘突出

腰痛是临床上非常常见的一种症状,引起腰痛的原因有很多。内科、外科、妇科、皮肤科等一些非骨科的疾病,也常常引起腰痛。即便在骨科疾病范围内,能够引起腰痛的病因也比比皆是,需要相互鉴别。

CT和磁共振的普及是时代的进步,是医学的发展趋势,但也给很多医生提出了挑战。很多腰痛患者到医院后,医生往往都会建议患者进行CT或磁共振检查,以确定病因。

提及腰痛,很多人第一时间想到的往往就是腰椎间盘突出,甚至有些患者认为拍CT、磁共振的意义就是为了看有没有椎间盘突出或骨质增生;但如果作为专业医生也这么想,肯定是欠妥的。

如果只是为了确定有没有骨质增生、椎间盘突出,那么你不得不了解这样一个事实,就是只要到了一定的年龄,一般情况下,不用拍片都可以知道,几乎所有人都会有不同程度的腰椎间盘膨出、突出或腰椎退行性变,但其中有相当一部分CT、磁共振提示椎间盘突出的人群是没有疼痛症状的。即使在有症状的患者中，也会存在一部分症状与骨质增生、椎间盘突出没有太大关系的患者。如果仅凭报告单就轻易诊断腰痛的来源，会使患者不能及时寻找到腰痛的准确病因，导致其腰痛反复发作、久治不愈。

CT 或磁共振还有一个重要的价值在于鉴别诊断，如排除肿瘤、结核、骨折、炎症等病变（图11 至 图16）。由于腰椎间盘突出在 CT 或磁共振检查中是个普遍存在的现象，临床上引起腰腿痛的疾病也不只是腰椎间盘突出症这一种疾病，如果诊断不细致，错过或忽视某些细节，极易导致误诊和漏诊，所以对腰痛患者进行 CT 或磁共振检查是很重要的。

以下疾病临床并不少见，其临床表现又与腰椎间盘突出症极为相似，但治疗原则却完全不同，故一定要小心鉴别，以免误诊或漏诊。

胸腰椎压缩性骨折

老年女性、骨质疏松症患者常见，患者可有外伤史，少部分患者也可无明显外伤史。临床表现为急性疼痛、强迫体位，翻身起卧时疼痛加剧。

脊柱肿瘤

老年患者多见，患者常有肿瘤病史，腰痛为持续性疼痛，有的患者呈夜间痛。疼痛呈进行性加重，休息后不易缓解，可出现体重减轻，一般治疗无效。

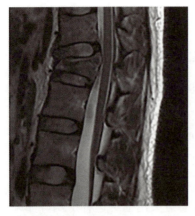
图11 胸腰椎压缩性骨折磁共振图像

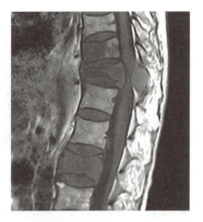
图12 脊柱肿瘤磁共振图像

脊柱结核

脊柱结核以腰椎最为多见。患者常出现腰部疼痛、消瘦、潮热、盗汗,有的患者可出现脊柱后突畸形。

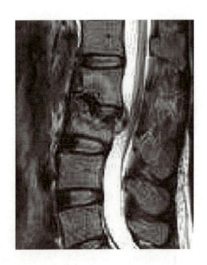
图13 脊柱结核磁共振图像

强直性脊柱炎

青年男性多见,患者常出现腰痛,可伴有脊柱僵硬。疼痛常在活动后减轻,影像学检查常见骶髂关节模糊或狭窄。

股骨头坏死

患者常出现腰腿痛、髋关节痛、臀部疼痛、间歇性跛行、膝关节疼痛和髋关节功能障碍,4字试验多呈阳性。

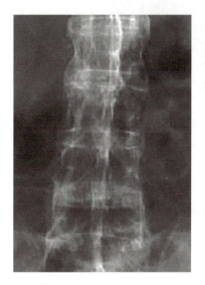

图14 强直性脊柱炎X线片

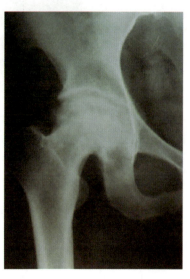

图15 股骨头坏死X线片

脊髓型颈椎病

患者常出现下肢麻木、行走困难、如踩棉花感、握力减退。踝阵挛阳性。

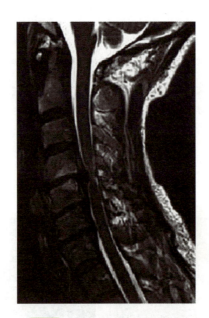

图 16　脊髓型颈椎病磁共振图像

排除了这些病变以后，还要看患者的临床表现是否与拍片检查结果提供的信息一致。若不一致，要在系统外（注意鉴别其他可以引起腰痛的疾病，如泌尿系统结石等）和系统内（即使在运动系统内，也不是只有椎间盘突出可以引起腰腿痛）进一步查找原因，不能就此轻易地诊断为腰椎间盘突出。在CT、磁共振检查没有发现椎间盘突出的情况下，也不能认为腰痛患者的椎间盘没有问题或草率地诊断为腰肌劳损。

"有突出就必有压迫"的思维肯定是不科学的。在行磁共振检查时，我们不能仅仅关注椎间盘突出，对于磁共振中的部分常见表现也是不容忽视的，特别是反复发作慢性腰痛的患者。

图 17 至 图 19 是临床上几个比较常见且容易被忽视的可引

发腰痛的磁共振征象。这几种磁共振征象是影像科医生很少提及或甚至不写在报告单上的，只能靠专科医生自己在磁共振片子上认真阅读获得。这些征象往往是腰痛的主要原因。有些患者并发椎间盘突出，疼痛可能更多地来源于椎间盘以外的疾病。这些患者即使做了椎间盘手术，也可能不会完全消除腰痛症状。所以说，专科医生最好是能够自己读片，并有能力识别这些病变。

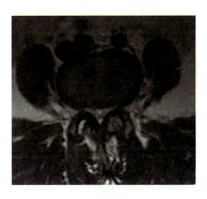 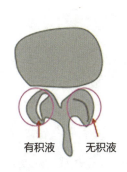

图 17　腰椎小关节积液磁共振图像和示意

其实，引起腰痛的原因远远不止上面这些，此处只是提醒大家，不能仅仅关注椎间盘突出，也要关注一下其他病变。因为除了大家熟知的椎间盘突出以外，还有很多其他病变也可以引起腰痛。我们要知道，不是所有的腰痛都叫腰椎间盘突出。

这些病变在临床上既是引起腰痛的病因，也是可以导致更为严重病变（腰椎间盘突出、腰椎骨关节炎、腰椎滑脱等）的病理过程，更可以与腰椎间盘突出等病变并发。及早干预不但可以减轻或治愈腰痛，更可以减缓或控制病情进展，防止病情恶化。

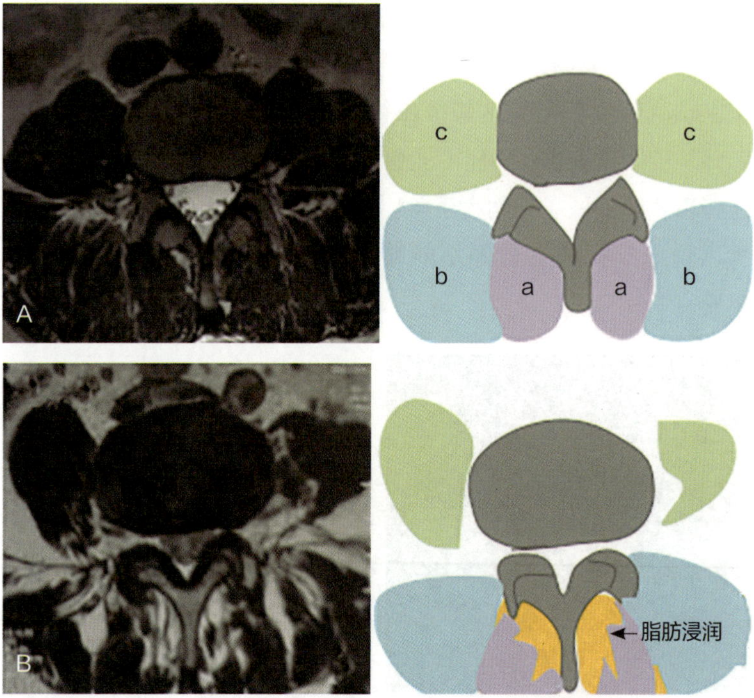

图 18　腰椎多裂肌萎缩、脂肪浸润磁共振图像和示意

A. 正常肌群磁共振图像和示意；B. 多裂肌萎缩、脂肪浸润磁共振图像和示意。a. 多裂肌；b. 竖脊肌；c. 腰大肌

当然，有一些腰背痛患者在检查时并没有发现任何阳性体征，但腰背痛就是好不了，如果患者还并发心慌、胸闷、气短、头痛、失眠、焦虑、注意力减退，以及尿频、尿急、胃部不适等症状，在排除器质性病变后，还是有必要请专科医生鉴别一下，看看是否存在躯体形式疼痛障碍。

治疗腰痛，确定病因及疼痛来源才是首要任务。临床上有太多的腰腿痛患者一直以腰椎间盘突出症四处求医问药，然而，

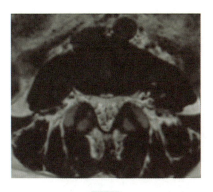 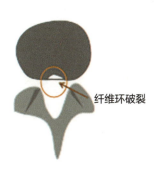

图 19　腰椎间盘纤维环撕裂磁共振图像和示意

很多时候真正引起疼痛的主要病因可能并不是腰椎间盘突出。只要找到导致疼痛的主要病因,然后对因治疗,症状大多可以得到缓解。

腰痛只是一种症状,不但诊断上要明确病因,而且治疗上须切忌"眉毛胡子一把抓"。只有确定了病因及疼痛来源,才能找到准确的病变部位,从而确定合理的治疗方案,取得满意的临床疗效。

腰椎间盘突出症，一定需要手术吗

腰椎间盘突出症临床多见，加之CT、磁共振的普及，被诊断为腰椎间盘突出症的患者越来越多。很多患者拿着CT、磁共振的片子辗转多家医院，得到的结论却大相径庭。有的医院认为患者需要进行开放式手术，有的则认为微创手术即可，也有的建议患者居家药物治疗和休息。再看看身边腰椎间盘突出的朋友，有的经过手术后好转，有的在手术后疼痛仍然存在甚至加剧，有的经保守治疗疗效稳定，也有的四处寻医问药却没有明显疗效。这些情况让患者很是迷茫，不知该如何抉择。

虽然每个腰椎间盘突出症患者的临床症状不尽相同，但其临床表现大多会有一个共同的特征，那就是疼痛，其中包括腰痛、臀部疼痛，还有下肢疼痛，而疼痛往往是患者就诊的主要原因。那么，到底是什么原因导致的这些疼痛症状呢？

大家似乎都听说过这样一个答案，即突出的椎间盘压迫了神经，这也似乎成了医生最常讲、患者最容易懂的原因。那么事实真相究竟如何？

当然，部分椎间盘突出或椎间盘突出的某个阶段是可以压迫神经根，导致神经根炎性水肿引发疼痛的。但临床上为什么会存在大量没有症状的腰椎间盘突出？例如，有些人没有任何临床症状，但在 CT、磁共振等例行体检时查出腰椎间盘突出。大家也看到身边很多腰椎间盘突出症患者通过保守治疗后症状减轻或消失，但复查 CT 或磁共振检查发现椎间盘仍然突出。这些情况单纯用椎间盘突出压迫了神经是不能完全解释的。

下面我们就通过磁共振轴位图像及其示意，分四种情况了解腰椎间盘突出症到底需不需要手术治疗。

未接触型腰椎间盘突出症

第一种情况是，突出的椎间盘并没有对两旁的神经根造成压迫（图20）。但在这种情况下，CT、磁共振报告单上照样会清楚地写明腰椎间盘膨出或突出。如果患者刚好有腰痛或腰腿痛，就很容易被诊断为腰椎间盘突出症。其实这个时候的疼痛与腰椎间盘突出压迫神经没有太大关系，腰痛的实际原因可能是腰肌劳损、腰背筋膜炎或急性腰扭伤等。一位腰肌劳损或急性腰扭伤引发腰痛的患者在就诊时，刚好拍了个 CT 或磁共振，结果显示有椎间盘突出，其被诊断为腰椎间盘突出症就属于此类情况。此类情况在临床上并不少见，占比约为 1/3。这就是为什么身边有些朋友患了腰椎间盘突出症，并且也得到了 CT、磁共振等检查结果的证实，但只是进行了简单的推拿按摩、理疗、针灸、浮针、刃针、圆利针、小针刀、银质针、牵引、贴两张膏药或平卧几天就好了的原因。

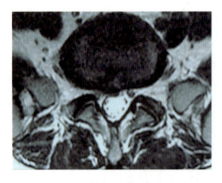 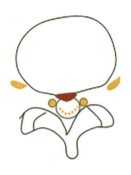

图 20　未接触型腰椎间盘突出症磁共振图像和示意

刺激型和移位型腰椎间盘突出症

第二种和第三种情况是,突出的椎间盘已经与神经根发生了接触(图 21 和 图 22),其中患者的神经根左侧已经较右侧发生了移位(图 22)。以上两种情况大致有两种不同的临床现象:一种情况是患者没有任何疼痛的表现,因为神经根有一定的延展性和蠕变率,只要不超过神经根受压的耐受限度就不会引发疼痛症状;还有一种情况是压迫超出了神经根受压的耐受限度

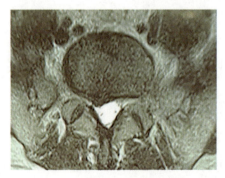 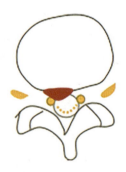

图 21　刺激型腰椎间盘突出症磁共振图像和示意

引发神经根炎性水肿，导致腰痛或腰腿痛。这种情况在临床中约占 2/3。需要说明的一点是，此类患者手术治疗也许会有较好的疗效，但由于手术创伤较大，疗效也不是一劳永逸，所以一定不要盲目采取手术治疗。大多数患者都是可以通过保守治疗达到临床治愈的。在决定手术之前，一定先要咨询专业医生的建议，才是比较明智的。

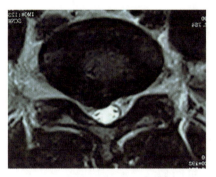 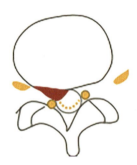

图 22　移位型腰椎间盘突出症磁共振图像和示意

压迫型腰椎间盘突出

还有一种情况是，神经根被突出的椎间盘挤压在骨壁上，似乎没有退让的余地（图 23）。此类患者在临床上可能症状相对较重，但具体的诊断还要根据患者的病程、VAS 评分、疼痛指数、查体等情况综合分析。此类患者中可能会有少部分发生腰椎间盘突出危象。腰椎间盘突出危象是指患者逐渐或突然出现马尾神经损伤的临床表现，如鞍区麻木、大小便功能障碍和（或）下肢肌力严重下降及足下垂等。如果此类患者已经出现了明显的神经根损害的症状体征，甚至出现了腰椎间盘突出危象，

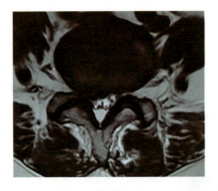
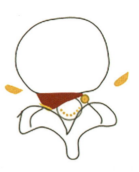

图 23　压迫型腰椎间盘突出磁共振图像和示意

还是要果断接受手术治疗的。临床上，此种情况的发生率一般不超过 5%。

综上所述，除并发腰椎间盘危象的患者可能需要手术治疗外，其他的大多数患者都无须接受手术即可达到临床治愈。了解这些，有助于客观地认识腰椎间盘突出症，知道哪些腰椎间盘突出症只需进行简单治疗甚至休息就能好转，哪些需要按疗程系统治疗，哪些需要手术治疗。只有这样，才能避免盲目手术，选择合理的治疗方案。

CT和磁共振报告腰椎间盘突出结论一致，临床表现为何不同

腰椎间盘突出是一种较为常见的临床多发病、疑难病。随着人们文化水平和认知程度的不断提高，对本病都能有较为客观的认识。正所谓"久病成良医"，患者在生病后，通过长期的学习，有些患者甚至对该病的知识储备量已经不亚于一个低年资的专科医生了。

腰椎间盘突出最常见的症状是腰腿痛，并且往往以腿痛（坐骨神经痛）为主。通常，这种腿痛被认为是腰椎间盘突出压迫或刺激了腰神经根所引起的。很多人的CT、磁共振报告单的结论完全一样，即同样都是腰椎间盘突出，突出节段也一致，但是其临床表现并不完全一样。

要准确回答这个问题确实有点难度，因为大家知道，椎间盘突出压迫神经根也只是椎间盘突出引发腰腿痛的机制之一。很多原因都是可以引发腰腿痛的，甚至很多腰椎间盘突出的患者，腰腿痛并非由椎间盘突出压迫神经所引起。常见的一些椎管外致痛因素，如骶髂关节综合征、梨状肌综合征、臀上皮神

经损伤综合征等，都可以引发腰腿痛。对于这些椎管外致痛因素及其他来源于椎管内（腰椎间盘突出除外）的致痛因素，可参阅下一章"真假腰椎间盘突出症，你是哪种情况"。

　　本章从"腰椎间盘突出压迫或刺激神经根"这个大家比较熟悉和感兴趣的角度，来聊聊为什么很多人CT、磁共振报告单结论一样，但临床表现却不一样。对于这个问题，我们有些善于学习的患者肯定要说："这简单，这不就是三种原因啊！$L_{3\sim4}$椎间盘突出压迫了L_4神经根，引起大腿外侧、小腿前侧的疼痛和麻木；$L_{4\sim5}$椎间盘突出压迫了L_5神经根，引起大腿和小腿外侧、足背和跗趾的疼痛和麻木；$L_5\sim S_1$椎间盘突出压迫了S_1神经根，引起小腿后外侧、外踝、小趾的疼痛和麻木。"（图24）。

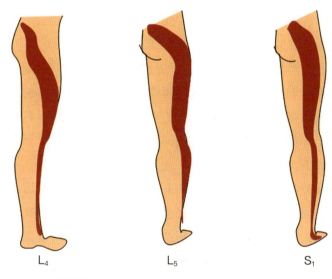

图24　$L_5\sim S_1$神经根压迫引起的疼痛范围示意

理论上这肯定没有错，大多数科普文章和图书也都是这样写的，甚至医师资格入门考试的试题答案都是这样的。但科普文章、书籍不可能写得那么细致或全面，即使医学教材讲述的也只是典型病例的基础知识。在临床中，很多患者并不具备这样的典型症状，也就是说，患者是不可能按照教科书上讲的那些症状来患病的。否则，医生就可以直接拿着课本来对照看病了，但那显然是不可能的。

如果只是从腰椎间盘突出压迫或刺激神经根这个角度来讲，那么这个问题看似复杂，实际却很简单。也就是说，之所以症状体征不一样，其实就是压迫的神经根不同。但椎间盘突出节段一样，为什么会出现压迫的神经根不一样呢？节段与节段之间（如 $L_{3\sim4}$、$L_{4\sim5}$、$L_5\sim S_1$）症状体征又有何区别呢？要弄清楚这些，准确确定疼痛来源，制订合理的治疗方案，以下这些要点是不可忽视的。

腰椎间盘突出与神经根的关系

首先从神经根发出部位与椎间盘之间的关系来看，一般认为，L_4 神经根并不是从 $L_{3\sim4}$ 椎间盘处从硬膜囊发出，而是在 L_4 椎体上 1/3 处从硬膜囊发出。L_5 神经根在 $L_{4\sim5}$ 椎间盘水平从硬膜囊发出，S_1 神经根则是在 $L_5\sim S_1$ 椎间盘上缘从硬膜囊发出的（图25）。

从这些解剖学知识得知，即使 $L_{3\sim4}$ 椎间盘突出时，突出的髓核并不直接压迫 L_4 神经根，就是突出较大有压迫时，也是隔着硬膜囊压迫 L_4 神经根。由于硬膜囊有一定的缓冲能力，所以在临床上我们常可以看到，很多患者在 CT、磁共振上显示有

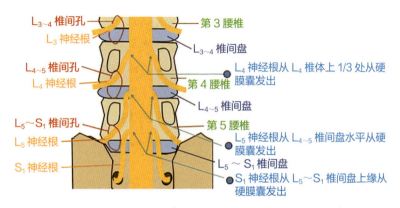

图 25　腰神经根的发出和走行示意

$L_{3\sim4}$ 椎间盘突出，或报告单上明确地写着 $L_{3\sim4}$ 椎间盘突出，但患者并没有出现临床症状或疼痛。但 $L_{4\sim5}$ 椎间盘突出时则不同，由于 L_5 神经根是在 $L_{4\sim5}$ 椎间盘水平从硬膜囊发出，其突出的髓核可直接压迫 L_5 神经根从硬膜囊的发出处，所以我们在临床上看到的临床症状较严重。出现神经根损害的患者大多数为 $L_{4\sim5}$ 椎间盘突出，其中部分患者可发生足下垂等较严重的神经根损害体征。临床上需要手术治疗的患者也大多数是 $L_{4\sim5}$ 这个节段的突出或脱出。

$L_5\sim S_1$ 则与上述两个节段不同，S_1 神经根是在 $L_5\sim S_1$ 椎间盘的上缘从硬膜囊发出的。$L_5\sim S_1$ 椎间盘突出时，其突出的髓核可压迫 S_1 神经根，但由于其不是直接压迫神经根从硬膜囊的发出处，所以临床上患者腰腿痛的症状即使较明显，但出现严重并发症的概率相对 $L_{4\sim5}$ 椎间盘突出来说也会少很多。由于 S_1 神经根是在 $L_5\sim S_1$ 椎间盘的上缘从硬膜囊发出的，行程相对较长，所以 $L_5\sim S_1$ 椎间盘突出就容易从神经根的肩上或腋下压迫神经根，所以临床上患者除了有腰腿痛的症状以外，不少患者还会出现一种比较特殊的临床体征——脊柱侧弯。这是人体为了帮助神经根避让突出的髓核，减轻疼痛所做的代偿调节。由于 S_1 神经根行程较长，具有充分的蠕变能力和代偿能力，所以 $L_5 \sim S_1$ 椎间盘突出的患者保守治疗成功率相对较高，不过有些患者可能需要相对较长的治疗时间。

了解了上述原理，读者就会明白为什么临床上大多数 $L_{3\sim4}$ 椎间盘突出的患者没有疼痛症状，为什么 $L_{4\sim5}$ 椎间盘突出的患者的症状会相对较为严重，以及为什么 $L_5 \sim S_1$ 椎间盘突出更容易出现脊柱侧弯这样的特殊体征（图 26）。

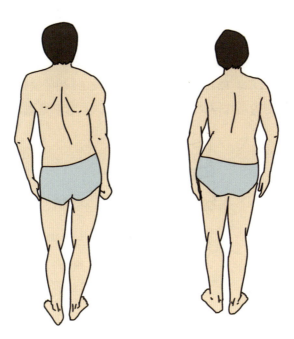

图 26　脊柱侧弯特征性体态示意

区分出口根、走行根

知道了突出节段及临床表现的区别,我们还应该知道,对于同一节段的椎间盘突出,也可以出现由于压迫了不同的神经根而引发不同临床表现。以 $L_{4\sim5}$ 椎间盘突出为例,即使 CT、磁共振报告的结果完全一样,椎间盘突出节段一样,甚至侧别也一样,患者的临床表现也能可截然不同。为什么会出现这种现象呢?这就要了解神经根走行的两个概念,即出口根和走行根。

何谓出口根,何谓走行根

以 $L_{4\sim5}$ 椎间隙为例,从 $L_{4\sim5}$ 椎间孔穿出的神经根一般为 L_4 神经根,L_4 神经根称为出口根,意思就是这个神经根从这个椎间隙的椎间孔出来了。而向下走行、出下一椎间孔的是 L_5 神经根,L_5 神经根则称为走行根,意思是这个神经根是从这个节段($L_{4\sim5}$ 椎间隙)路过的。而对 $L_5\sim S_1$ 椎间隙来说,L_5 神经根则为出口根,S_1 神经根则为走行根。出口根和走行根关系示意见 图27 。

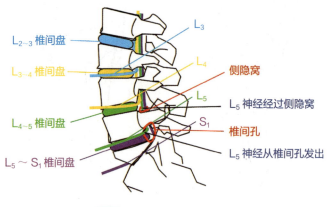

图27 出口根和走行根关系示意

以 $L_{4\sim5}$ 椎间隙为例，同样是 $L_{4\sim5}$ 椎间盘突出，报告单结论书写可以完全一样，但压迫的神经根不同，临床表现也不相同（图28）。$L_{4\sim5}$ 椎间盘向后侧或后外侧突出时，大多压迫的是走行根，也就是 L_5 神经根；椎间盘极外侧突出或椎间孔型突出时，可压迫到出口根，也就是 L_4 神经根。巨大的椎间盘突出则可同时压迫出口根和走行根。

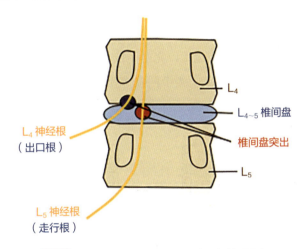

图28 腰椎间盘突出与出口根、走行根关系示意

图中红色为椎间盘突出的髓核，其压迫的是 L_5 神经根，即走行根，大多数椎间盘突出属于此类；蓝色为椎间盘突出的髓核，其压迫的是 L_4 神经根，即出口根，椎间盘极外侧突出或椎间孔型突出时可压迫 L_4 神经根

如何区分椎间盘突出受压的神经根

如何区分椎间盘突出受压的是出口根或走行根，还是两个神经根同时受压呢？一般而言，我们可以通过临床症状、体征、相关专科检查获得相关信息。另外，在 CT 或磁共振读片时，在椎间盘上层面往往更重视的是出口根；在椎间盘层面、椎间盘

下层面往往更重视的是走行根。

不要忽视神经根变异

以上两种情况临床上较为常见，但除了上述两种情况以外，还有一种情况相对少见，就是有些患者的神经根形态或走行位置与一般人不同。神经根变异是指神经根从硬膜囊发出的部位、形态轮廓等异常。临床上以 L_5、S_1 神经根变异较为多见。神经根变异也就是神经根"不走寻常路"，一般人的神经根从这里走，变异的神经根非要从那里走，完全不按一般人的规律（图29）。这一部分的患者如果发生腰椎间盘突出，其临床表现就很难用一般的规律来解释。

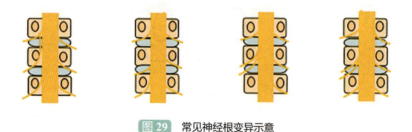

图29　常见神经根变异示意

如果在临床上发现腰椎间盘突出症患者的临床表现及神经根定位体征与 CT、磁共振表现不符时，如果排除了椎管外因素及上述常见问题外，就不能忽视神经根变异的存在。

可能有患者要问："为什么要了解这些，这些与患者有什么关系呢？"医生在给患者治疗前，如果发现患者的症状体征与检查结论不符，特别是在实施有创伤性治疗措施时就需要慎重；即使已经确定致痛源是腰椎间盘突出，在不能确定责任节段的情况下，治疗仍需要深思熟虑。了解这些知识，对医生和患者选择治疗方案及采用何种医疗措施，有着举足轻重的作用。近年来，随着CT和磁共振逐渐普及，某些医生只看片子，甚至只看CT、磁共振报告单而不看人，对腰椎间盘突出症患者的病史、体格检查结果和影像学检查结果考虑不全面，就有可能导致腰椎间盘突出症的误诊和漏诊，甚至制订出错误的治疗方案。更有甚者，只看了CT、磁共振报告单，就给患者盲目出招，甚至盲目下刀，这些都是对患者极不负责的。

典型的腰椎间盘突出症的诊断及治疗并不困难，医生一般从临床症状、体征、专科检查和影像学检查等方面就可以确定发病部位。但对于不典型患者或上述方法仍不能确认的，医生可能还需要借助其他诊疗技术（如选择性神经根阻滞、肌电图和远红外热成像等）来进一步推断确定。

真假腰椎间盘突出症，你是哪种情况

笔者在出疼痛门诊时，有时会和患者开玩笑说："让我们一起来看看，你得的到底是不是真的腰椎间盘突出症！"患者常一脸茫然但很坚定地说："哪能不是真的，CT、磁共振都做了，不信您看！"

由于 CT、磁共振的普及，腰椎间盘突出已经是人群中的一种极为普遍的现象。现代生活节奏的加快、电子产品的大量应用、长期不正确的姿势、贪凉等不良生活习惯，让很多人都会或多或少地存在着腰痛、背痛、腿痛等健康问题。在此情况下，如果再结合 CT、磁共振的检查结果，很多腰腿痛的患者就会很轻易地被扣上腰椎间盘突出症的帽子。某些患者又道听途说，认为腰椎间盘突出症是治不好的，四处求医问药，寻找各种独特秘方和神奇技术，很多人甚至在接下来的生活里长期进行他们的"求医之旅"。

在患者求医问药的过程中，我们医院也成了目的地之一。在接诊了大量被诊断为腰椎间盘突出症长达十几年甚至几十年的患者之后，我们发现了一个并不少见的现象，那就是有些患者提着满满当当几大袋片子过来就诊时，这些片子几乎都是清一色的腰椎 X 线片、CT 或磁共振片，且报告单几乎都提示腰椎间盘突出。患者本人对自己被诊断为腰椎间盘突出症也深信不疑。但令人出乎意料的是，经过我们最后确定，有相当一部分患者的腰腿痛，其实并不是腰椎间盘突出对神经根压迫导致的。在我们进行了针对病因的治疗后，也都获得了很好的临床疗效。

由于腰椎间盘突出在人群中普遍存在，即使在没有症状的人群中，也会有一部分人存在腰椎间盘突出。因此，当患者出现腰腿痛症状时，我们首先要做的事情，就是要确定患者当前的腰腿痛症状是否与其腰椎间盘突出有关，明确两者之间是怎样的关系。也就是说，这位患者到底是不是真的得了腰椎间盘突出症。

真性与假性腰椎间盘突出症

真性腰椎间盘突出症指患者的腰腿痛是自身的腰椎间盘突出压迫了神经根所引起。由于腰椎间盘髓核往往都是在椎管内突出，对神经根形成压迫或刺激，所以此类致痛因素又被称为椎管内致痛因素。假性腰椎间盘突出症则是指患者虽然有腰腿痛的症状，而且在 CT、磁共振片中看到了腰椎间盘突出，报告单上也清楚地写了有腰椎间盘突出，但该患者的腰腿痛并不是由腰椎间盘突出压迫或刺激了腰神经根所引起。也就是说，患者虽然有腰椎间盘突出，但突出的椎间盘并没有压迫患者的神经根，患者的腰腿痛症状是由其他原因引起的。由于这些致痛原因大多数来自椎管外，所以此类致痛因素也被称为椎管外致痛因素。

真性与假性腰椎间盘突出症的区分

椎管内、外致痛因素很多，为了便于大家理解和论述，我们简要地把真性腰椎间盘突出症称为椎管内型，把假性腰椎间盘突出症称为椎管外型。当然，临床上除了椎管内型和椎管外型，还有很多椎管内外混合型的患者。

区分真性与假性腰椎间盘突出症尤其重要，即确定致痛因素是来自椎管内，还是椎管外尤为重要。因为椎管内和椎管外的诊断原则和治疗方法完全不同。如果诊断错误，最直接的问题就是治疗方案南辕北辙、治疗无效，给患者徒增痛苦，甚至让一些患者做了"不必要的手术"。

到底患者的腰腿痛来源于椎管内、椎管外，还是两者都有呢？一名靠谱的专科医生会根据病史、临床症状、特殊体征、专科检查、辅助检查等方面综合判断，然后得出相应的结论来指导临床。

但作为患者又该如何判断自己腰腿痛的症状是来源于椎管内还是椎管外呢？自己的症状是否与突出的腰椎间盘有直接关系呢？

腰椎间盘突出症的主要表现是腰腿痛。既然疼痛是不同类型腰椎间盘突出症的一个共性的症状，那么我们就简要介绍一些椎管内外疼痛的不同特征和性质，以帮助患者判断自己的疼痛是来源于椎管内还是椎管外。

椎管内外因素所致腰痛的特征

例如，早晨起床、卧床时间久或长时间保持单一姿势时出现腰痛不适，适量活动后感觉又好些；过度活动或劳累后腰痛不适有所加重，休息一下又能减轻；阴雨天及寒冷潮湿环境容易加重，遇热后感觉舒服或疼痛可以缓解。这些与体位变化、劳动强度及潮湿环境密切相关的腰痛，大多是椎管外因素导致的。

然而，假如经过一夜的休息或卧床休息一段时间，起床后比较舒服或没有明显的疼痛感，但越到下午、晚上，疼痛不适的症状越来越严重，这种情况大多是椎管内因素导致的。有些患者的腰痛在向前弯腰时可以缓解，或腰椎向后伸展时会加重，大多也提示疼痛是由椎管内因素导致的。还有一些患者卧床后疼痛就会减轻或消失，站立、坐位和负重状态下症状就会加重，这种一般也是椎管内因素导致的。另外，还有一些患者在咳嗽、打喷嚏或骑车颠簸时腰痛明显，这类腰痛往往与椎管内因素有关。

椎管内外因素所致下肢疼痛及麻木的特征

下肢痛及下肢麻木是腰椎间盘突出症较为常见的症状，如果其疼痛或麻木是源自椎管外因素，一般被称为传导痛；如果其疼痛或麻木是源自椎管内因素，如椎间盘突出压迫神经根，一般会称之为根性痛。在这两种情况中，传导痛多表现为钝痛，疼痛部位一般不明确，患者也很难说清或指出具体部位。传导痛大多是从骶髂关节放射到大腿后外侧，有时到小腿，但疼痛一般不过膝，极少会向足部及以下部位放射。椎管外因素导致的腰腿痛大多属于此种类型，疼痛大多数发生在膝盖腘窝以上。根性痛多表现为锐痛、放射痛、位置较明确，会有较明显的神经定位，可沿坐骨神经分布区向足部及以下部位放射，一般情况下这种类型的疼痛可能是椎管内因素导致的。椎管内外疼痛

模式及部位示意见 图30 。

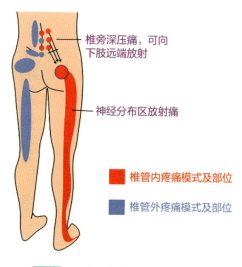

图30 椎管内外疼痛模式及部位示意

神经根受压后还会出现一些神经根定位体征,主要表现在肌力、反射和感觉三个方面。通常情况下,椎管外因素导致的下肢疼痛和麻木,可能会存在患者主观认为下肢无力,但客观检查肌力往往正常,也无明显的肌萎缩。椎管内因素导致的下肢疼痛和麻木,严重者或病史较长者往往会伴有肌力下降、肌肉无力或肌萎缩。肌力检查方法见 图31 。

反射检查是指医生用叩诊锤敲击患者的膝盖和跟腱等部位来检查的方法(图32)。一般椎管外病变较少有反射异常,椎管内病变常有反射减弱或消失。

在感觉方面,椎管外病变一般很少会导致明显的感觉改变,即使患者有感觉改变,一般也是模糊不清,无法准确定位。椎

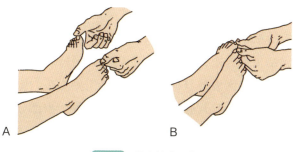

图31 肌力检查示意

A. 伸踇肌力检查（右侧 L_5 神经根受损，伸踇肌力减退）；B. 屈踇肌力检查（右侧 S_1 神经根受损，屈踇肌力减退）

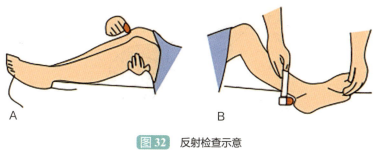

图32 反射检查示意

A. 膝腱反射；B. 跟腱反射

管内病变的患者则大多存在明确神经根分布区的感觉改变。另外，椎管内因素导致的腰痛和椎管外因素导致的腰痛的压痛点分布及神经根牵张试验检查也会有所不同。椎管外因素导致的腰痛往往会在椎管外查及较明显的压痛点或区域，椎管内因素导致的腰痛往往也会在椎管外软组织中存在一些疼痛的反应点。但这些压痛点的部位及表现会有所不同，其中椎管内因素导致的腰痛大多数会在椎旁有深压痛，按压时可向下肢远端放射；椎管外因素导致的腰痛一般在软组织附着处或应力点处，存在相对表浅的软组织压痛点。

在神经根牵张试验检查方面（图33），椎管外因素导致的腰痛试验结果常为阴性，少数可表现为背痛或感觉大腿后部肌肉紧张。椎管内因素导致的腰痛试验结果则大多为阳性，可放射至坐骨神经区，其加强试验往往也是阳性。少部分椎管内因素导致的腰痛，由于腰椎间盘突出部位不同，试验结果也可表现为阴性。

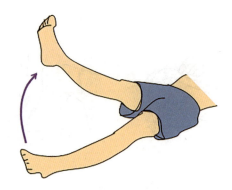

图33　直腿抬高检查示意

直腿抬高试验正常可达 70°，无下肢放射痛，部分椎管外可有牵拉感

VAS 评分与疼痛评估

疼痛的程度有时也可作为区分腰痛是椎管内还是椎管外因素的辅助判断因素。临床上一般用 VAS 评分来表示疼痛的程度（表1）。其得分为 0～10 分，其中，0 分表示没有任何疼痛感；10 分是最难以忍受的疼痛。一般认为，VAS 评分与神经根水肿程度存在显著的正相关性，即 VAS 评分越高，神经根水肿可能就越重，反之亦然。

表1　不同等级的疼痛强度和VAS得分

疼痛等级	疼痛强度	VAS得分
1	轻度	0~3
2	中度	4~6
3	重度	7~10

通过VAS评分，我们可以将疼痛分为轻、中、重度疼痛。其中轻度疼痛一般是可以忍受的，患者可以不使用镇痛药，或者只是偶尔使用。这种疼痛多见于椎管外软组织疼痛及神经根刺激性疼痛。中度疼痛有时会需要镇痛药，尤其是当患者负重诱发时。此阶段的疼痛多见于神经根牵张性疼痛。重度疼痛的痛感非常剧烈，甚至无法忍受，有些患者难以找到缓解疼痛的姿势或体位，常常需要使用强效镇痛药，疼痛才能得到一定程度的缓解。此阶段的疼痛多见于神经根挤压性疼痛或下肢急性动脉性疼痛（表2）。

表2　不同压迫类型的神经根疼痛的临床特征

压迫类型	神经根疼痛临床特征
牵张性压迫	• 疼痛逐渐加重 • 体位异常呈波动性 • 主要为近端疼痛 • 药物可控制
挤压性压迫	• 突然发作 • 体位异常呈持续性 • 远端疼痛、感觉异常、运动障碍 • 药物难以控制

以上这些仅是提供给患者作为参考，部分患者可能还需要有一定临床经验的专科医生借助病史、临床症状、特殊体征、专科检查、辅助检查等方面进行综合评估。其中，挤压性压迫较易发生腰椎间盘危象。

诊断永远是第一位的。只有确定了致痛原因，选对了治疗方法，才更有希望取得好的治疗效果。腰椎间盘突出症不像想象中那么难治，有些久治不愈的患者在确定了正确的致痛病因后，经过1～2次治疗就明显好转。

当然，临床上的各种治疗方法也有其最佳适应证和优势病种。在初步判断症状是来源于椎管内或椎管外后，医生和患者选择治疗方法时就不会再迷茫。临床上椎管外因素常用的治疗方法包括各种镇痛药物、膏药、外用药、针灸推拿、牵引理疗、痛点封闭、刃针、针刀、银质针等；椎管内因素的常用治疗方法包括卧床休息、脱水药物（如甘露醇）、激素类药物（如地塞米松）、硬膜外腔封闭、骶管注射、椎间孔镜、椎间盘外科手术等。

我们经常听说，有些患者一旦获知别人是用什么方法治好的，也不管自己的疼痛是来源于椎管内还是椎管外，自己的情况是不是和别人一样，就迫不及待地想要去试一试。这些都是极不明智的选择。

对疼痛来源于椎管内因素的患者，要进一步精准诊断，确定致痛源。另外，还要进行风险评估及疗效预测，给患者合理的期望值和信心。对疼痛来源于椎管外因素的患者，要进一步确定疼痛是来源于软组织、骨关节，还是神经组织。只有这样，确定了致痛因素的来源，才能准确诊断。只有针对性地选择治疗方法，才能取得长久稳定、不易复发的治疗效果。

有一种腿痛叫"间歇性跛行"

说起间歇性跛行,可能很多人并不熟悉,这其实是一种很多人都感受过的症状,即行走一定距离后,一侧下肢会感到酸胀、无力、沉重甚至疼痛,只能停下休息一段时间后方能继续行走,再行走一定距离后,该症状又会出现。

一般认为,这种情况主要是由于腰椎间盘髓核突出导致继发性椎管狭窄,神经根受到压迫后,进一步发生充血、水肿、炎症和缺血引起的。间歇性跛行曾一度被认为是腰椎间盘突出并发腰椎管狭窄的"标配症状"。

腰椎间盘突出并发腰椎管狭窄引发的间歇性跛行,其典型特征就是"步行几十步,骑行几十里"。也就是说,此类患者步行只能行走几十步,就会因为下肢疼痛不适被迫停止行走,但如果骑自行车或开车却可行驶几十里都没有明显症状。

之所以出现这样的情况,是因为人体在直立行走时,腰椎处于伸直状态,椎管可进一步缩窄,椎管内受阻的椎静脉丛逐渐充血,加重了神经根的充血程度,导致症状加重。但在骑自行车时，腰部处于前屈状态，此时椎间盘后方间隙增宽，椎管相对扩大，神经根及椎管内静脉丛的代偿空间也进一步增大，所以症状也就不容易出现。这就好比把腰椎的椎管看成一段水管，在腰椎直立位时，就相当于这段水管向后打了一个折弯，水管内径自然变小，水流就相对不通畅；在腰椎前屈时，就相当于把这段水管理顺了。这样水管内径自然就增宽，水流就会更加通畅了（图34）。

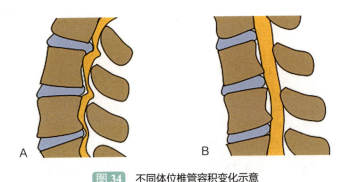

图34　不同体位椎管容积变化示意
A.腰椎直立位：椎管容积相对变小；B.腰椎前屈位：腰椎容积相对增大

由于老年腰椎间盘突出患者多已伴有不同程度的腰椎椎管狭窄，突出的髓核又进一步加重了椎管狭窄的程度，所以更容易引起间歇性跛行，同时症状也更为明显。

临床上，腰椎间盘突出并发腰椎管狭窄导致的间歇性跛行，只要神经及椎管有一定的代偿空间，一般极少有患者需要手术治疗。我们可以通过针对椎管内致痛因素的非手术治疗方案改善神经根的炎症、充血和水肿状态，增强神经代偿能力及椎管代偿空间。大多数患者都可以取得长久稳定的临床疗效。

各种"间歇性跛行"的鉴别

临床上还有这样一些极易与间歇性跛行相混淆的情况。这一部分的患者在 CT、磁共振检查时也可能同样存在着明显的腰椎间盘突出、椎管狭窄等病理改变，但其间歇性跛行症状并不是由这些椎管内病变引起的，所以此类患者即使针对椎管内病变进行了治疗，甚至进行了手术，症状仍然不会有明显改善。

究其原因，其中大多数间歇性跛行患者的问题根源是椎管外软组织的异常，如腰、臀、腿部的肌肉和筋膜等出现异常。这些组织的延展性下降，加之部分患者对疼痛比较敏感，在行走一定距离后，这些软组织由于不能够适应拉长而出现缺血缺氧，进而产生疼痛，患者就被迫停止行走。这些组织恢复血供后，又可继续行走。但如果让这种间歇性跛行患者在出现症状后，忍痛再坚持走一段距离，疼痛反而会逐渐减轻或缓解。这类患者大多数可在腰、臀、腿部的肌肉和筋膜等组织处发现一些压痛点、高张力点，针对这些特定的阳性反应点进行治疗，患者的症状往往会明显缓解或消失。

另外，由于现在吸烟人群及三高人群非常普遍，存在间歇性跛行症状的患者在临床上还要与血管源性间歇性跛行相鉴别。如果仅注意腰椎及软组织病变而忽略下肢动脉病变，可能会造成严重后果，因此应引起重视（ 表3 ）。

表3　血管性跛行与神经性跛行鉴别

因　素	血管性跛行	神经性跛行
下腰痛	无	通常有
站立的影响	不诱发症状	诱发症状
放射的方向	由下向上	由上向下
感觉障碍	一般无，有感觉障碍的常呈袜套样	大多数患者可有，呈节段性
无力	无	超过40%的患者可有
反射改变	无	50%的患者可有
足背动脉搏动	减弱或消失	正常
动脉杂音	通常有	无
站立休息	症状缓解	症状不缓解
爬坡	症状出现早	症状出现晚
下坡	症状出现晚	症状出现早
骑自行车	诱发症状	不诱发症状
缓解体位	无特殊缓解体位或站立可缓解	三屈体位
夜间痛或静息痛	有	无
腹压增加	不明显	可诱发疼痛
肤色变化	有	无
踇趾痛	可有	无
皮温	降低	无明显变化

血管源性间歇性跛行一般以单侧下肢受累多见，患者多有患侧下肢发凉怕冷。下肢动脉病变的患者还会存在疼痛、苍白、无脉、皮温改变、感觉障碍和运动障碍（图35）。

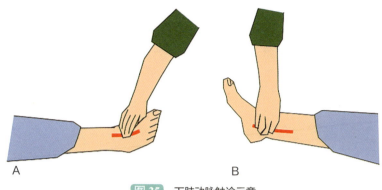

图 35　下肢动脉触诊示意
A. 足背动脉触诊；B. 胫后动脉触诊

有吸烟史、糖尿病病史的人群要特别注意排除血管源性间歇性跛行。诊治间歇性跛行患者时，一定要常规观察皮色、测皮温、触诊下肢和足背动脉。如仍有疑问或不能确诊，建议进行下肢血管相关检查。

腰椎管狭窄很常见，需要手术者是少数

临床上腰椎管狭窄并不少见，只是大家对腰椎间盘突出症更为关注。很多人认为，只有老年人才会出现腰椎管狭窄，其实其他年龄段的很多腰椎间盘突出患者也会并发不同程度的腰椎管狭窄。

腰椎管狭窄特点及原因

顾名思义，腰椎管狭窄就是各种原因导致椎管通道变窄，没有原来的空间大。黄韧带肥厚、小关节增生、椎间盘突出等都是可以导致椎管狭窄的常见原因（图36）。

由于影像学及骨科检查在诊断椎管狭窄时，大多数医生往往只关注骨性椎管部分，只要骨性椎管的主要径线小于一定的数值就可诊断为椎管狭窄（CT、磁共振报告单上就会提示椎管狭窄）。其实马尾神经位于硬膜囊内，同时硬膜囊中又充满了脑脊液，这些液体对马尾神经有较好的保护和缓冲作用，具有很大的代偿空间（图37）。

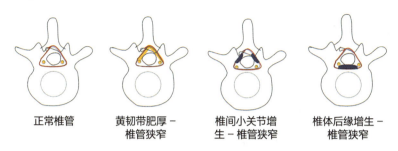

| 正常椎管 | 黄韧带肥厚 -
椎管狭窄 | 椎间小关节增生 - 椎管狭窄 | 椎体后缘增生 -
椎管狭窄 |

图36 腰椎椎管狭窄示意（以中央椎管为例）

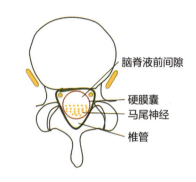

图37 腰椎椎管、硬膜囊和马尾神经示意

绿色三角形为骨性椎管；红色圈为硬膜囊；黄色的小点为马尾神经

以中央椎管为例，如果我们把硬膜囊比喻成一个矿泉水瓶，那么脑脊液就是瓶里的矿泉水，马尾神经就像是一把细丝漂浮在矿泉水瓶里。椎管是包裹在矿泉水瓶（硬膜囊）外的一个骨性结构，椎管与硬膜囊之间又会存在一些间隙。当椎管因某些原因发生狭窄，大多数情况下并不会对硬膜囊造成太大影响，然而只要椎管的主要径线相比正常值变小，影像学报告单就会报告为椎管狭窄。

因此，即使椎管狭窄到了一定程度，对硬膜囊形成挤压，但因为有脑脊液的存在，脑脊液产生缓冲作用，椎管狭窄对硬膜囊内漂浮在脑脊液里的马尾神经也很少造成明显的影响。所以说如果只是通过 CT 或磁共振结果判断椎管狭窄，而患者没有明显的症状，大多数腰椎椎管狭窄患者都是不用手术治疗的。

临床上，还有些腰椎间盘突出的患者在看到报告单上提示硬膜囊受压时，不知道是怎么回事。其认为既然有硬膜囊受压，那应该就会有症状，或者认为自己的症状就是硬膜囊受压引起的。其实如果只是硬膜囊受压，一般情况下也是可以没有临床症状的。

马尾沉降阳性椎管狭窄

当然，也会有少数患者的马尾神经由于病理或个体的某些特殊原因，被相对紧绷地固定于椎管内（图38）。由于缺乏活动度，患者在仰卧时马尾神经不能随着重力作用沉降于硬膜囊的背侧，此类患者由于马尾神经的张力很大，不能对外界的压迫和刺激进行很好地避让和缓冲，所以就容易引发临床症状。这类患者在进行磁共振检查时，由于相对紧绷固定或其他因素，马尾神经不能沉降于硬膜囊的背侧，临床上将这类现象称之为马尾沉降阳性。

腰椎椎管容积、硬膜囊、马尾神经关系

马尾沉降阳性椎管狭窄病例的保守治疗可能并不能快速改变马尾神经的异常状态，加之神经张力较大，患者较容易并发神经症状；另外，还有一部分患者由于椎管过度狭窄，硬膜囊

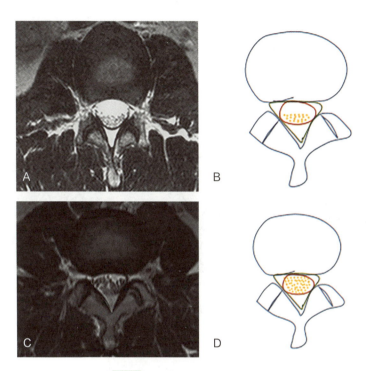

图38 马尾沉降阳性与阴性影像和示意
A 和 B. 马尾沉降阴性；C 和 D. 马尾沉降阳性

明显变小，马尾神经紧紧地挤成一团，马尾神经之间没有了缓冲余地，使得对外界的抗压能力及代偿能力明显下降（图39）。一般情况下，这类病例保守治疗很难完全恢复其硬膜囊内的空间结构。对于马尾沉降阳性，或马尾神经被挤成一团，脑脊液前间隙消失的病例，保守治疗的疗效可能往往会相对欠佳。

临床上，影像学检查报告的腰椎管狭窄比较常见，其中很多病例又以马尾沉降阴性、脑脊液前间隙存在的患者最为多见。只要马尾能够沉降，就证明神经活动度尚可；只要脑脊液前间隙存在，就证明还有代偿空间。对于此类腰椎管狭窄，很多情况下是不需要进行手术治疗的，保守治疗同样疗效确切稳定，治愈后也不易复发。

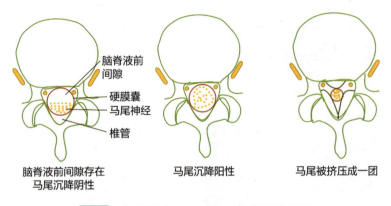

图39 腰椎椎管容积、硬膜囊、马尾神经关系示意

腰椎间盘突出并不严重，腰痛为何却总是治不好

临床上有这样一些慢性腰痛患者，在做过腰椎相关直接数字平板 X 线成像（digital radiography，DR）、CT、磁共振检查后，报告单写着"未见明显异常发现"，或仅仅写了"腰椎退变"，最多也就是标明"腰椎间盘膨出"或"轻度突出"。患者看到报告单后自认为病情并不严重，再加上缺乏经验的医生不够重视，认为这就是普通的腰肌劳损或是并不严重的腰椎间盘突出，往往就给患者开点膏药，并嘱患者多注意休息。但很多患者这样处理后疗效并不明显，或者停止治疗后疼痛又很快复发。

患者也会很疑惑："腰椎间盘突出也不明显，检查了也没有什么异常，为什么腰痛就是反反复复，总是治不好呢？"其实，患者的腰痛有相当一部分是椎间盘源性腰痛。说起椎间盘源性腰痛，其实大家可能很少听说，有些患者甚至根本就没有听说过，或是把它与腰椎间盘突出混为一谈，认为椎间盘源性腰痛就是腰椎间盘突出压迫神经引起的腰痛。即使是医生，如果不是专科医生，可能对椎间盘源性腰痛也不太了解。

腰椎间盘源性腰痛

所谓椎间盘源性腰痛，其实并不是腰椎间盘突出压迫了神经根所引发的疼痛。椎间盘源性腰痛是由于椎间盘退变、纤维环撕裂后，神经末梢及机械感受器伴随血管肉芽组织进入纤维环内层，在炎症及机械压力（负荷）作用下周围神经末梢敏感化，疼痛感受器激活而形成的腰痛（图40）。

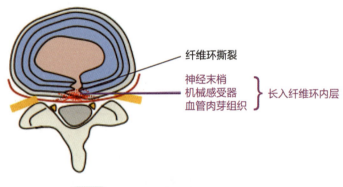

图40 腰椎间盘源性腰痛的疼痛机制示意

通常情况下，此类患者的腰椎 X 线片检查并没有异常发现，CT、磁共振检查也往往没有明显异常，最多只是提示腰椎间盘有膨出或轻度突出。即使在磁共振上存在一些椎间盘源性腰痛的特征性表现，大多数出磁共振报告的医生往往又不会在报告单上写出来，只有靠接诊医生自己读片和按照个人经验进行诊治。对于缺乏临床经验的医生来说，此类患者就极易被误诊为腰椎间盘膨出或腰肌劳损。诊断错误也使得患者得不到正确的治疗，加之一般治疗措施对该病疗效不确切且容易复发，所以常会导致患者腰痛久治不愈。

其实，如果接诊医生有一定的临床经验，在诊治患者的过程中稍微细致一些、知识面广一些，还是会发现椎间盘源性腰痛与其他类型腰痛的区别。椎间盘源性腰痛与其他类型腰痛相比较，往往具有如下特点，即一个特点是患者除了有久治不愈的慢性腰痛外，往往还感觉到疼痛区域在脊柱中间并可存在压痛，但下肢放射痛少见。也就是说，以腰痛为主，腿痛少见（图41）。另一个特点就是典型的不耐久坐，即能躺不能坐，特别是久坐（如开车、打牌）后起身站立时往往疼痛加剧，站立或卧床平躺一段时间后疼痛可有减轻。一般治疗后容易复发或难以奏效，很多患者在尝试过膏药、针灸推拿、正骨、牵引、封闭、针刀、银质针等治疗后，疗效短暂或不能长期稳定。磁共振检查可有一些特征性发现，如病变椎间盘呈现脱水退变改变，即黑椎间盘，椎间盘后缘可有高信号区（high-intensity zone，HIZ）等，通过椎间盘造影可确诊。

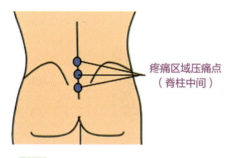

图41　椎间盘源性腰痛常见疼痛部位示意

在治疗椎间盘源性腰痛方面，阻断疼痛来源，降低椎间盘负荷是关键。单一疗法及很多一般治疗技术疗效常不容易稳定，往往需要综合治疗。在临床治疗中，主要采取消除局部无菌性炎症，阻断疼痛传导，恢复椎间盘不平衡受力状态，减轻局部负荷，减少对局部组织的刺激等方式。多疗法联用可有效控制症状，减轻疼痛，减少复发，形成良性循环，从根本上达到治疗目的，起到长期稳定的治疗效果。

椎间盘源性腰痛特征性表现如下。

(1) 慢性腰痛反复发作。

(2) 腰疼为主、腿不疼或腿疼较少。

(3) 脊柱中间疼痛，部分患者可有压痛。

(4) 不耐久坐，久坐后起身站立时疼痛明显。

(5) 一般治疗疗效不好，或较容易复发。

(6) 磁共振可有典型的单节段椎间盘变黑、纤维环后部出现"小亮点"。

典型病例

此为慢性腰痛患者，腿痛不明显，磁共振见腰椎间盘突出不明显（图42），一直以腰椎间盘膨出、腰椎间盘轻度突出为

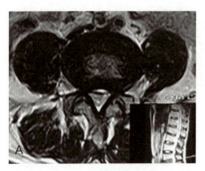
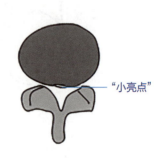

图42 椎间盘源性腰痛磁共振影像和示意

磁共振图像显示 $L_{4\sim5}$ 椎间盘脱水退变，该节段椎间盘较其他节段椎间盘变黑，$L_{4\sim5}$ 椎间盘后缘出现"小亮点"，即高信号区。A. 轴位影像和示意

诊断进行治疗。其腰痛实则为椎间盘源性腰痛。

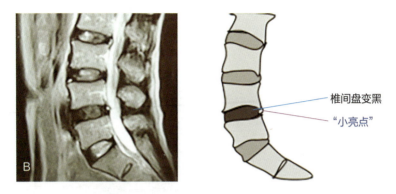

图42（续） 椎间盘源性腰痛磁共振影像和示意
B. 矢状位影像和示意

腰椎滑脱与腰椎间盘脱出是否相同，需不需要手法复位

部分患者在拍过 X 线片、CT、磁共振后，检查结果除了报告有骨质增生、腰椎间盘突出外，还有一些患者可能会提示存在腰椎滑脱。对于腰椎间盘突出，很多患者并不陌生，但对于腰椎滑脱，有些患者可能并不了解，甚至将两者混为一谈。

什么是腰椎滑脱

在前面的内容里，我们已经介绍了什么是腰椎间盘膨出、突出、脱出。那么，腰椎间盘突出是不是腰椎滑脱呢？显然不是，椎间盘脱出是上下椎体之间的垫子（即椎间盘）发生问题，而腰椎滑脱则是上下椎体之间的位置发生了变动或移位（图43）。

腰椎滑脱如何分级

患者可能要问，报告单上写着的"Ⅰ度、Ⅱ度、Ⅲ度、Ⅳ度滑脱"是什么意思，又有何区别？Ⅰ～Ⅳ度指的是腰椎滑脱的程度。目前医学上有多种分度方法来评估腰椎滑脱的程

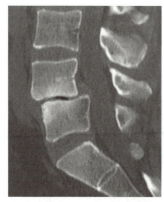 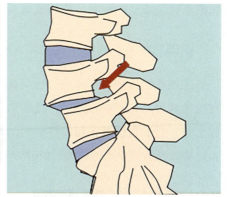

图 43　腰椎滑脱的影像和示意

度,在此简单介绍较为通俗易懂的,也是临床上较为常用的 Meyerding 分级系统。这一方法是基于上位腰椎相对于下位腰椎的平移程度来分度。其中,＜25% 为Ⅰ度滑脱,26%～50% 为Ⅱ度滑脱,51%～75% 为Ⅲ度滑脱,＞100% 为Ⅳ度滑脱。

需要说明的是,由于很多 CT、磁共振检查都是在仰卧位状态下进行的,此时患者的脊柱处于非负荷状态,所以这些检查并不能绝对代表患者的真实情况,因为部分患者在直立负重位下,腰椎滑脱的情况可能相对严重一些。对有些患者可能需要

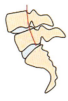 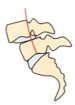 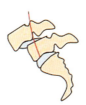

Ⅰ度滑脱　　　　Ⅱ度滑脱　　　　Ⅲ度滑脱　　　　Ⅳ度滑脱

图 44　腰椎滑脱分度示意

加拍负重位或动力位片,来明确诊断及制订治疗方案。

真性滑脱与假性滑脱该如何区分

在就诊过程中,大家还会听到真性滑脱、假性滑脱的说法,有些患者可能又有些疑惑了。既然都已经滑脱了,为什么还有真假之分?对于真性滑脱和假性滑脱,其区别在于椎弓根的峡部,如果峡部断裂就是真性滑脱,如果峡部完整就是假性滑脱(图 45)。

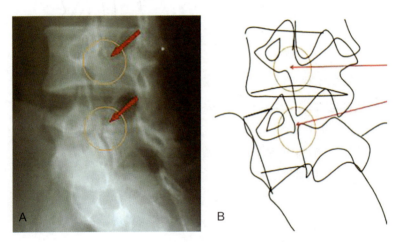

图 45　真性和假性腰椎滑脱区分示意
A.X 线片;B. 示意图

可能有的患者还会疑惑,既然峡部已经断裂了,是不是就一定需要手术呢?当然也不是。在腰椎滑脱的治疗中,仍然是遵循以症状为主,但真性滑脱的腰椎稳定性肯定不如假性滑脱的好,所以还是要加强日常防护和保健。一般来说,Ⅱ度以下的腰椎滑脱很少需要手术,但如果滑脱达到Ⅲ度及以上,且合并有下肢麻木，特别是腿无力，甚至马尾神经功能障碍时，那就可能需要手术治疗了。

腰椎滑脱要不要手法复位

一般不需要，也没有必要。腰椎滑脱不同于腰椎扭伤、小关节紊乱，所以对腰椎滑脱进行手法复位不但具有很大的治疗风险，同时也不可能达到复位效果。

有些患者可能会存在这样一种治疗情结，认为既然腰椎滑脱了，就要想方设法把它弄回去，无论如何也要把它搞正了。其实不然，因为人体具有强大的适应、修复、代偿能力，很多拍片发现已经存在腰椎滑脱的患者，甚至滑脱程度很大，但就是没有腰腿疼痛麻木的症状。这些腰椎滑脱患者之所以没有临床症状，是因为人体已经处于一个相对稳定的代偿状态。如果盲目采取复位治疗，只会打破这种平衡，诱发症状，导致病情加重。那些有临床症状的Ⅱ度以下的腰椎滑脱患者，也无须进行手法复位，通过保守治疗后能保持长期稳定，达到一个比较满意的临床疗效。还有一点大家要明白，很多腰椎滑脱患者即便是手术治疗，在很多情况下也是可以不做复位处理的，但同样疗效稳定可靠。

── 典型病例 ──

患者，男性，因腰、臀、腿部疼痛麻木，臀部疼痛加重就诊，磁共振检查显示Ⅱ度腰椎滑脱（图46）。经特色保守治疗3次，患者症状明显缓解，疗效满意，随访6个月，情况良好，未见复发。

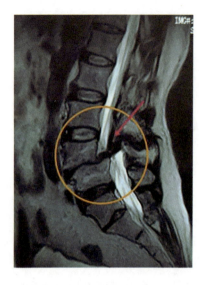

图 46　腰椎滑脱磁共振图像

腰椎间盘突出症治疗方法和效果，如何提前知晓

腰椎间盘突出症到底怎么治？能不能治好？特别是不开刀能不能治得好？这些估计是每位腰椎间盘突出症患者都想了解的问题。但这些问题还是要视患者个人情况而定。一般情况下，专业医生可以通过患者提供的具体信息（如病史、症状、体征、专科检查、影像学检查及其他相关辅助检查等）进行临床综合评估，就可以大致了解，所以准确的临床综合评估在患者整个诊疗过程中就显得尤为重要。

腰椎间盘突出症到底怎么治

大多数腰椎间盘突出症患者可以通过非手术治疗达到临床治愈，少数患者可能需要微创或手术治疗。每种方法都有治愈的可能，但也不是对所有患者都有效。至于选择非手术治疗、微创治疗还是手术治疗，需要对患者进行临床综合评估。举个比较常见的例子，有些患者在腰痛时贴过某种膏药，觉得疗效很好，就推荐给自己的朋友，但朋友贴后似乎没有一点疗效。

还有些患者看到邻居或同事在某个地方用某种方法治好了，自己也去尝试，但疗效就是没有想象的那样好。虽然大家都是腰痛，拍片子也都是腰椎间盘突出，但引起疼痛的来源可能不一样，所以疗效也可能大相径庭。如何选择更有效的治疗方法，就需要对患者进行临床综合评估。

腰椎间盘突出症能不能治好

大多数可以，但需要根据患者的具体状况进行评估。有些患者很好治，甚至 1~2 次就能治好；也有些患者不容易治疗，可能需要漫长的治疗过程。那么，区分哪些患者好治，哪些患者不好治，就需要对患者进行临床综合评估。再举个例子，我们在临床上曾接诊过一位 30 多岁的青年女性，被诊断为腰椎间盘突出症，其父亲及亲戚中多人从医，按理说，家中专业人士应该可以对她的病情有更客观的认识。由于不想手术，保守治疗了一个多月，疗效依然不好。其家人又拿着片子咨询了一些专家，都认为可以不手术，但患者症状愈发严重，后慕名到我院就诊。我们在详细地阅读了患者的检查片子后，对患者进行了全面的临床综合评估，给患者推荐了适合她的最佳治疗方案，避免了大手术，患者只花费几千元就得到了治愈。通过这个病例提示我们，看片子只是临床综合评估的一部分，还需要根据患者的个人情况进行详细的临床综合评估，以防止误诊或漏诊。

腰椎间盘突出症不开刀能不能治得好

大多数可以，但不是全部。除腰椎间盘突出危象等具备手术指征的患者，我们会直接建议患者手术外，根据我们这些年非手术治愈数万例腰椎间盘突出症患者的经验，大多数患者是可以治愈的，甚至很多患者，特别是急性期的患者是可以根治的。少部分患者可能会存在残留症状，即患者症状会大幅度好转，但在劳累、受凉等不利因素后（慢性期较多）仍有不适，此类患者与长期治疗不规范及急性期没有规范治疗（如只口服镇痛药）有一定关系。另外，也有极少数患者没有明显疗效，关键是这些患者有一部分在进行手术治疗后，疗效仍然不好。能否提前对这些疗效有大致的预测和评估，就需要对患者进行临床综合评估。

腰椎间盘突出症的临床综合评估

虽然腰椎间盘突出症患者大多数是以腰痛、腰腿痛或酸胀麻木不适就医，但疼痛只是他们症状的共性特征，每位患者还会存在个性特征，评估就是通过对患者的这些临床特征进行综合分析，对患者的症状是否由椎间盘突出引起；病情严重不严重，会不会导致瘫痪；是否选择非手术治疗、微创治疗或手术治疗；治疗大概需要多长时间；能不能治好，能恢复到什么程度等问题有个大致的预测和评估。

每位腰椎间盘突出症患者的症状体征可能不尽相同，但还是有一定的规律可循，患者的临床特征常可以分为以下三个类型。

绿灯指征（有利因素）

绿灯指征的临床特征一般都是一些对患者有利的因素，称为 A 类特征。如果患者的绿灯指征临床特征较多，或全是绿灯指征的临床特征，虽然医学没有绝对和100%，但我们还是基本可以确定这些患者无须采取手术治疗。例如，$A_1+A_2+A_3+A$ 的患者一般不用手术治疗。

红灯指征（不利因素）

红灯指征的临床特征一般都是一些对患者不利的因素，称为 C 类特征。如果患者的红灯指征临床特征较多，或全是红灯指征的临床特征，对于此类患者如果强求非手术治疗，不但疗效不可靠，甚至可能会延误病情。例如，$C_1+C_2+C_3+C$ 的患者基本确定需要手术。

黄灯指征（中性因素）

黄灯指征的临床特征一般都是一些中性因素，称为 B 类特征。所谓黄灯指征就是可向绿灯指征转变，也可向红灯指征转变，这就需要辅助其他次要特征，同时要考虑到患者年龄、工作性质、疗效期望值（如果合并绿灯指征占优势，那么患者完全康复的可能性就较大；如果合并红灯指征较多，那么患者存在残留症状的概率也就越大）等情况进行分析，综合评估。

详细准确的临床综合评估是诊疗工作中的重要组成部分，可以指导患者客观认识自己的病情，选择正确的治疗方式，避免大家拿到腰椎间盘突出的片子后，不知道是去骨科、疼痛科、针灸科、康复科，还是其他科诊疗。

腰椎间盘突出不要慌，自我测试来帮忙

中医讲究"望、闻、问、切"，西医讲究"视、触、叩、听"。专科体格检查一直是诊断疾病的重要组成部分。大家在医院门诊看病时，有时会看到医生在给患者做"扳扳腿、抬抬腿、勾勾脚、敲敲关节"这样的检查动作。虽然这些动作看似简单，但目前仍然是CT、磁共振或其他先进设备无法替代的，其诊断意义及价值很大。

我们常说："看病不能只看辅助检查结果，还要看到患者。"这里的要看到患者，对于腰腿痛的患者来说，就是除了要看到患者的步态、体态外，相关的专科物理检查也是相当重要的内容。如果一个医生只是看片子，甚至只看了报告单，不对患者进行任何相关专科检查就制订治疗方案，那么这个方案是很难使人相信的。

为什么说这些看似简单的专科物理检查是如此重要呢？因为通过这些检查，就已经对患者的病情有了初步的判断，然后才是让患者进一步接受如X线片、CT、磁共振或其他相关辅助

检查，以验证我们原先的判断，而不是"也不上手检查，就先开单拍片"这种本末倒置的诊治流程。

下面简要介绍这些检查有何临床意义，以及如何进行简单的自我测试。

鉴别和排除引起腰腿痛其他病变的专科检查

腰腿痛的病因有很多种，腰椎间盘突出症只是其中之一，所以需要也有必要排除其他病变。这些检查具有鉴别诊断的意义，可以确定患者的症状是否还有其他的来源。防止临床"误诊误治"，即防止由不是腰椎间盘突出引起的疼痛也当成腰椎间盘突出症去治疗。此类检查，其中最为常用的就是 4 字试验。

如何运用 4 字试验进行自测

首先，使患者仰卧，一侧下肢伸直，另一侧下肢以 4 字形放在伸直下肢近膝关节处；然后，检查者一只手按住患者的膝关节，另一只手按压其对侧髂前上棘，两手同时下压。下压时，若患者的骶髂关节周围出现疼痛和（或）屈侧膝关节不能触及床面则为阳性（图47）。4 字试验阳性往往提示以下病变及疼痛来源。

髋关节病变及股骨头坏死

股骨头坏死等髋关节病变在基层被误诊为腰椎间盘突出症的患者尤其多见。笔者曾诊治过这样一位老年女性患者，其因为腰腿痛不能正常行走，辗转求医五六年，寻遍了数十家医院及诊所，接受过几十次 CT、磁共振检查，均被诊断为腰椎间盘

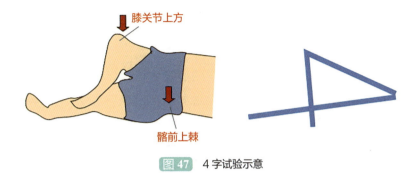

图 47　4 字试验示意

突出症，治疗效果一直不佳。到笔者单位就诊时，通过这样一个简单的 4 字试验就大致确定了她的病因，其骨盆 X 线片显示双侧股骨头坏死。

骶髂关节病变

临床上很多患者，特别是青年及中年女性很容易出现骶髂关节病变，这些腰痛、腰腿痛患者在做 CT、磁共振检查时往往也会显示有腰椎间盘突出，稍不注意就容易诊断为腰椎间盘突出症。但其真正的疼痛来源是骶髂关节部位。这些患者大多数不能久坐、喜欢跷二郎腿、睡到清晨腰痛会加重、走路时裤缝总偏往一边，有些还可能存在双下肢不等长的现象。另外，强直性脊柱炎患者也可出现骶髂关节部位的僵硬和疼痛。

骨盆周围肌肉病变

对于发生在腰部的肌肉劳损，即腰肌劳损，大家可能并不陌生。其实，骨盆周围的肌肉软组织同样可以存在劳损病变，我们可以根据 4 字试验的疼痛不适部位及补充试验确定具体病变部位，然后进行诊断治疗。

确认症状是不是由腰椎间盘突出压迫神经根引起的专科检查

很多患者都是因为腰痛、腰腿痛或下肢麻木不适等症状才到医院看病的,当进行 CT、磁共振检查后,片子上显示有腰椎间盘突出,或报告单上写着腰椎间盘突出,在排除了其他引起腰腿痛的病因后,患者的腰腿痛、下肢麻木症状就有很大概率是来源于椎间盘突出。但是,由于临床上存在太多无症状的腰椎间盘突出,所以就需要这部分检查来进一步确认患者的症状是不是由于腰椎间盘突出压迫神经根引起的,其中最常用的就是直腿抬高试验。

如何运用直腿抬高试验进行自测

患者仰卧,检查者一只手握住患者踝部,另一只手置于膝关节上方,使膝关节保持伸直位,抬高到一定角度,患者感到下肢出现放射性疼痛或麻木,或原有的疼痛或麻木加重时为阳性。

检查时必须进行双侧检查对比。正常人在仰卧位时下肢伸直,被动抬高的角度为 60°~120°,在抬高下肢至 30°~70° 时,神经根可在椎间孔里拉长 2~5mm,此时并无疼痛感,故抬高 70° 以上为正常(图48)。

如直腿抬高角度小于 70°,则为阳性。有疑问者需补做加强试验,即出现疼痛或麻木时,放低抬腿高度至症状消失,加一个勾脚的动作,如果症状再次出现则为阳性,如果只是腿部后侧的牵拉感则不能认定为阳性(图48)。测试时不建议患者自己主动抬腿测试,可以让家人或朋友帮助抬腿测试。在临床

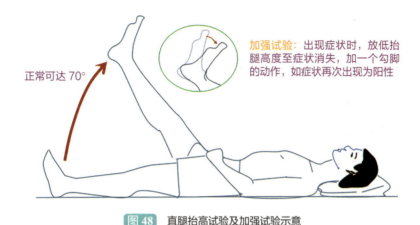

图48 直腿抬高试验及加强试验示意

中,我们发现主动直腿抬高和被动直腿抬高的意义不同,被动直腿抬高更具有参考意义。在此基础上若再加上"低头、屏气、咳嗽"的动作,如果症状加重,就会更具有诊断意义。

进一步评估病情轻重程度的专科检查

在确认了患者的腰腿痛、下肢麻木症状是来源于腰椎间盘突出压迫或刺激神经引起的后,需进一步评估患者的严重程度。一般情况下,如果患者症状时好时差已经很多年了,这种情况很少需要手术治疗。如果是急性发作或短时间即出现下肢疼痛麻木加重,下肢肌力下降,甚至脚踩在地上也感觉麻木或知觉异常,麻木知觉异常又与神经定位一致(图49),甚至两条腿都不一样粗细,那么就要引起重视。有些患者甚至可能还需进行手术治疗。此类检查,其中最为常用的检查就是肌力测试。

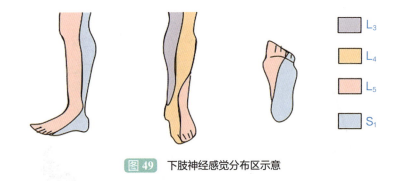

图 49　下肢神经感觉分布区示意

肌力测试如何自测

测试时需要患者踮起脚尖走几步或勾起脚尖用脚跟走几步。若行走稳健有力,则肌力应该大致正常;若出现跛行或力量下降,或踮脚、勾脚无力,则大多数可能会有肌力下降(图50)。

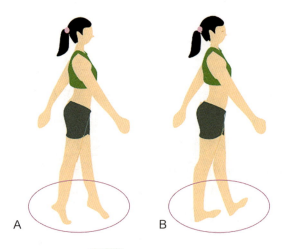

图 50　肌力自测示意

A. 踮脚用脚尖走路可测试 S_1 神经根,多见于 $L_5 \sim S_1$ 椎间盘突出;B. 勾脚用足跟走路可测试 L_5 神经根,多见于 $L_{4\sim5}$ 椎间盘突出

以上这些只是临床上专科物理检查的极小部分。此外，如腰脊柱三种试验、仰卧挺腹试验等也是临床上较为常用的检查方法，部分疑难病例可能还需要进行其他更多更细致的专科检查。但以上这些仍可以帮助患者进行简单的自我测试，了解自己的问题是不是来源于腰椎间盘突出、神经根有没有被压迫、病情严重不严重等。这样也不至于道听途说、人云亦云了。

腰椎间盘突出，出现这些症状要谨慎

说到腰椎间盘突出症，大家并不陌生，腰椎间盘突出症几乎是一种家喻户晓的可以引起腰腿痛的常见疾病。很多老百姓说到腰痛、腿痛、坐骨神经痛、下肢麻木，第一个想到的往往就是腰椎间盘突出症。

腰椎间盘突出症的常见症状包括腰背痛、臀痛、腿痛、下肢麻木，这些症状在其他椎管外病变中同样存在，如腰肌劳损、第三腰椎横突综合征、臀上皮神经卡压综合征、梨状肌综合征等。由于腰椎间盘突出引起的症状大多是来源于椎管内，所以其症状与椎管外症状有一些区别，如腰椎间盘突出可具备屏气、咳嗽、打喷嚏、站立、负重时加重，平卧可缓解的椎管内病变特征。与椎管外病变的详细辨别方式请参阅"真假腰椎间盘突出症，你是哪种情况"。

腰椎间盘突出症除引起腰痛、腿痛、下肢麻木外，还表现为间歇性跛行。这种腿痛的特点是患者"步行只能走几十步、骑车能骑几十里"，详见"有一种腿痛叫'间歇性跛行'"。

当然，除了能引起腰腿痛、下肢麻木等这些大家耳熟能详的症状外，腰椎间盘突出还会引起一些相对少见的症状，如下腹部疼痛、大腿内侧疼痛、骶骨甚至尾骨的疼痛、下肢肌肉痉挛（抽筋）、发凉怕冷、水肿等。这些症状大多也是腰椎间盘突出压迫和刺激了相关部位所引起。这些症状的缓解或加重因素符合椎管内病变的特征。

虽然腰椎间盘突出可引起的症状繁多，给生活工作带来不便，但是大多数患者都是可以通过非手术治疗达到临床治愈的，这已是国内外从事手术、非手术治疗各领域专家的共识。非手术治疗腰椎间盘突出症，疗效确切，毋庸置疑，但如果患者出现以下症状还是要慎重对待。

鞍区麻木

所谓鞍区，就是骑马时与马鞍接触的部位，主要部位是会阴及肛门周围（图51）。这个部位存在感知觉减退或麻木不适，

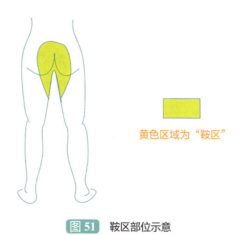

黄色区域为"鞍区"

图51 鞍区部位示意

通俗而言，类似赤裸臀部坐在毛水泥地面上的感觉。

足下垂

足下垂表现为患侧的脚尖无法勾起来，有些患者可能还合并小腿及脚麻木，感觉减退、怕冷、局部水肿等症状。

大小便失常

大小便失常主要表现为两个极端，要么控制不住，要么排不出来或排不干净。

性功能障碍

性功能障碍，男性多见。

这些症状的出现或加重有时难以预测。根据临床观察，这些情况一般在 $L_{4\sim5}$ 椎间盘突出，特别是巨大型腰椎间盘突出、腰椎间盘脱出或游离，或合并黄韧带肥厚、侧隐窝狭窄等（椎管内代偿空间明显减少）的患者比较多见。一般以急性发病为主，慢性发病者少见，大多数患者是前几天（或前一天）持续性腰腿痛，疼痛剧烈，通常无缓解体位，可合并下肢麻木、肌力下降、感觉减退，患者往往是突然或偶然间发现脚抬不起来、勾不住拖鞋、上楼梯不便、走路拖沓等症状。

需要注意的是，有些患者一旦出现这些症状，其下肢疼痛会明显减轻，甚至完全消失，但这种疼痛减轻或消失是病情加重的表现，并不是病情减轻，需要引起重视。

另外，临床上还有些患者是在推拿，特别是大力推拿、正骨、复位手法及大重量牵引后突然加重，导致足下垂。在腰椎间盘突出症的急性期，如果已知合并巨大型腰椎间盘突出、腰椎间盘脱出或游离，或合并黄韧带肥厚、侧隐窝狭窄等症状的患者，进行推拿正骨和牵引需要十分谨慎。

腰椎间盘突出症的主要症状为腰腿痛、麻木酸胀不适，一般都可以通过非手术治疗达到临床治愈。但如果腰椎间盘突出症患者出现了鞍区麻木、足下垂、大小便失常等表现，就表示此时已经不再适合进行非手术治疗（虽然也有少数病例经过非手术治疗成功，但概率很小，不建议尝试）。出现这些症状一定要谨慎对待，更不可盲目乱求医或存在侥幸心理，以免错过最佳治疗时机。

不开刀，腰椎间盘突出症也可以这样治

笔者经常收到患者及同行的咨询，问如果不想手术，如何来治疗腰椎间盘突出症呢？腰椎间盘突出症是临床上一种比较常见的疾病，如果诊断明确，能够确定症状来源，治疗起来一般并不是想象中的那么复杂。但临床上久治不愈的患者比比皆是，究其原因，主要来源于医生和患者两方面。

医生方面主要是因为仅看到腰痛、腿痛和报告单上写着腰椎间盘突出，就盲目给出腰椎间盘突出症的诊断，使得大多数患者存在诊断不清，甚至把不是腰椎间盘突出引起的腰腿痛当成腰椎间盘突出症来治疗。还有就是分不清腰腿痛的来源，诊断不明确，治疗不对症，疗效自然就不可靠。

患者方面主要是因为有些患者缺乏耐心、急功近利、依从性差，今天在这里治疗一下，明天到那里治疗一下，总希望1~2次就能治好，不能很好地进行系统规范化的治疗。

由于临床上存在着大量的无症状腰椎间盘突出症患者，腰椎间盘突出在CT、磁共振检查中是一个普遍存在的现象。也就是说，即使没有任何症状的正常人，如果做 CT 或磁共振检查，也会发现有一部分人存在腰椎间盘突出，再加上临床上也不只有腰椎间盘突出症这一种疾病会引起腰腿痛，因此诊断和评估就显得尤为重要。临床上有很多辗转多处就诊的疑难腰椎间盘突出症患者，其中不乏很多被误诊或漏诊的。如果诊断不细致，错过或忽视某些细节，极易导致误诊和漏诊。没有正确的诊断，治疗就无从谈起。只有诊断正确、评估准确，才能有的放矢，治疗等问题也就迎刃而解。

如果腰腿痛确定是由腰椎间盘突出所引起的，在排除了需要手术的病例以后（需要手术的情况详见"腰椎间盘突出，出现这些症状要谨慎"），其他病例都是可以尝试先行非手术治疗的。

下面就给大家简要介绍一下，我们在临床上非手术治疗腰椎间盘突出症的思路和方法。

特色中医靶点疗法

特色中医靶点疗法是经过多病例多年实践形成的特色疗法，是通过在特定部位（穴位）上应用穴位针刺效应，同时进行腰椎间盘突出及神经根周边的靶向给药，以达到椎间盘及神经根炎症消退，突出髓核缩小，减轻压迫，松解粘连，营养神经，加强神经根传导，缓解疼痛的治疗目的。该疗法主要用于腰椎间盘突出刺激或压迫神经引起的腰腿痛（椎管内）的治疗，其疗效确切，是不开刀治疗腰椎间盘突出症的有效方法。

需要注意的是，由于特色中医靶点疗法的技术名称里也有"靶点"两个字，容易被有些患者误认为是射频靶点消融术，其实这是两个完全不同的技术，特色中医靶点疗法是不需要做椎间盘穿刺的,治疗基本无创,康复更快。

特种针刺疗法

有些患者经特色中医靶点疗法治疗后,腰椎间盘突出引起的压迫及神经根水肿明显减轻或缓解,腰腿痛的症状也随之好转。但有些病例病程较长,少部分患者经过治疗后,仍然会存在腰痛(如翻身痛、起坐痛、弯腰痛等)、臀部疼痛、腿痛、下肢及足部的麻木不适,此时除少部分麻木可能是由于椎管内腰椎间盘突出,神经根长期受压所致的残留症状,其他大多还是由于软组织、筋膜、周围神经等椎管外病变所致。此时腰椎间盘突出压迫神经根已不再是主要矛盾,但患者总感觉腰腿还存在疼痛麻木不适,认为这个病还没有治好,所以,此时我们会给这些患者的椎管外病变进行特种针刺疗法治疗,以便能够更彻底地解除患者的症状和不适(图52)。

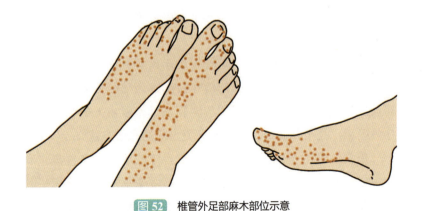

图52 椎管外足部麻木部位示意

何为特种针刺疗法

特种针刺疗法是在临床中经过长期应用后筛选出的疗效较好的几种针具。根据患者的具体情况，优选适应证，然后进行针刺疗法，其中包括了传统针灸的一些针刺方法，以及近年来发展起来的疗效确切的针刺方法。针刺疗法主要用于解除一些患者由椎管外病变引起的腰腿痛、麻木及不适等症状。

生物力学疗法

大家可能还会看到这样的一些腰椎间盘突出症患者，就是大家常说的，腰疼得歪了，整个脊柱弯向一边，臀部也疼得翘起来了。其实这种现象就是腰椎间盘突出后，发生了力学紊乱。其主要表现为脊柱侧弯（图53）、骨盆失衡、下肢不等长（图54）等病理变化。这进一步导致了两侧软组织张力不对称，引起肌肉痉挛、症状加重。如果不尽快恢复这种力学平衡，必将导致患者病情越发严重。生物力学疗法就是通过力学矫正的方法（如手法及相关器具等）尽快矫正力学失衡（图55），达到"骨正筋柔、气血以流"，减轻症状，促进康复的目的。

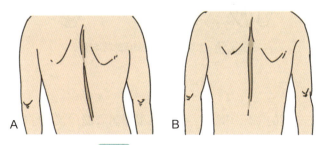

图53 力学失衡脊柱侧弯

A. 治疗前；B. 治疗后

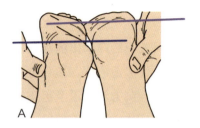 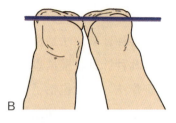

图 54　力学失衡双下肢不等长
A. 治疗前；B. 治疗后

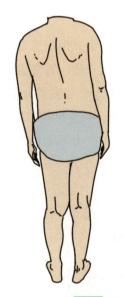 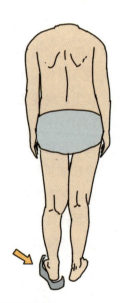

图 55　力学失衡脊柱侧弯的鞋垫矫正

中药疗法

在长期的临床实践中，我们还根据患者的反馈及临床疗效，筛选出了一些实用有效的方剂，用于疑难腰椎间盘突出症的康复。以中药汤剂内服及外用（中药湿热敷为主）的形式，为患者畅通气血，缩短病程，促进腰椎间盘突出髓核的重吸收，促进康复。中药的应用明显缩短了疗程，提高了疗效，减少了复发。其疗效可靠，患者也乐于接受。

以上就是我们治疗腰椎间盘突出症的常用思路和方法。可能很多被我们治愈的患者要问，为什么当其看病时就用了其中1~2种方法就治好了，其实腰椎间盘突出症病情有轻重，病程有长短，治疗有难易，所以并不是每位患者都要将这4种方法全部用上。

可能又有人要问，如果将这4种方法都用上，疗效是不是会更有保证或更好？其实不然，选用哪种方法需要对患者目前的状况进行评估。如果是椎管内型的，则特色中医靶点疗法疗效相对较好，扎针的疗效可能就一般；如果是椎管外型的，那么扎针的疗效就比较好，特色中医靶点疗法的疗效就相对一般；如果患者有脊柱侧弯、臀部翘起，那么需要使用生物力学疗法。如果这个患者经过评估发现，突出的腰椎间盘髓核有较大概率可以发生重吸收，那么促进重吸收的治疗方案就可能更适合这个患者。

什么是椎管内型，什么是椎管外型，请参阅"真假腰椎间盘突出症，你是哪种情况"。

诊断评估准确了，除极少数严重疑难的腰椎间盘突出症需要多法联用外，大多数患者根据其具体情况，选用适合病情的1~2种方法治疗，即可达到满意的临床疗效。甚至有些患者只选用了特种针刺疗法中的1~2种针法就达到了满意的临床疗效。

腰椎间盘突出压迫神经,不开刀如何取得疗效

腰椎间盘突出症是引发腰腿痛的常见原因,疼痛是腰椎间盘突出症患者的主要症状。椎间盘突出压迫神经根,导致神经根水肿是其主要的致痛机制之一。很多患者会有疑惑,如果用手术把腰椎间盘突出患者突出的髓核摘除了,解除了神经根的压迫,疼痛不就消失了吗?这个容易理解,但不开刀又是怎样达到此治疗目的呢?

非手术治疗腰椎间盘突出的转归

从椎间盘突出的形态学来说,非手术治疗腰椎间盘突出的转归有以下几个方面。

(1) 对于腰椎间盘膨出,其中一部分是可以达到椎间盘还纳复位的。

(2) 对于腰椎间盘突出,其中有少部分可以还纳,还有少部分可以发生椎间盘突出髓核的溶解吸收,大多数椎间盘突出的患者则是改变了椎间盘与神经根之间的关系,达到盘 - 根平衡"和

平共处"。

(3) 对于腰椎间盘脱出或游离，则大多数都是可以发生不同程度的溶解吸收。

这些形态学改变都是可以从根本上减轻腰椎间盘突出对神经根的压迫，达到减轻压迫、消除症状的治疗目的。

此外，既然腰椎间盘突出压迫神经导致神经根水肿是引起患者腰腿痛的主要原因，那么只要能够减轻神经根压迫同时促进神经根水肿消退，就可以达到从根本上治疗的目的。

临床上可以根据患者的不同情况，将椎间盘突出压迫神经的急性发作期疼痛称为根性痛，神经根水肿-损伤分为四个等级：Ⅰ级为疼痛，是临床上比较容易治疗的；Ⅱ级为麻木，是临床上相对比较容易治疗的；Ⅲ级为无力，可以治疗，但是要注意既病防变；Ⅳ级为麻痹-瘫痪，大多数需要手术治疗。

腰椎间盘突出症的非手术治疗机制

急性期的非手术治疗

以特色中医靶点疗法为例，其治疗机制如下所述。对于急性期神经根受压，可加速突出髓核的脱水、重吸收，增加神经根的延展性和蠕变率，促进神经根水肿消退，减轻神经根受压状态，营养神经，消除疼痛，从根本上达到治疗目的（图56）。

慢性期的非手术治疗

对于慢性期神经根有受压表现的患者，即使存在椎间盘钙化、小关节增生、侧隐窝变窄等不可逆的病变，由于人体具有强大的适应、修复、代偿能力，经特色中医靶点疗法治疗后，神经根仍然可以通过向椎管内"逃逸"（移位），从而避免被这些病变组织压迫（图57）。

早期正确规范的治疗是治愈腰椎间盘突出症的关键。如果能采取早期正确规范的治疗，大多数患者都可以达到完全康复甚至根治的目的。

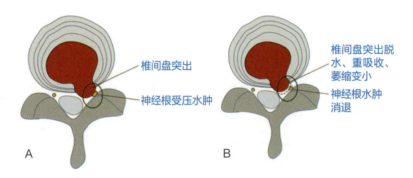

图56 腰椎间盘突出症（急性期）非手术治疗的疗效机制示意

A. 治疗前，椎间盘突出，神经根受压水肿；B. 治疗后，神经根水肿消退，椎间盘突出脱水、重吸收、萎缩变小，神经根压迫消退

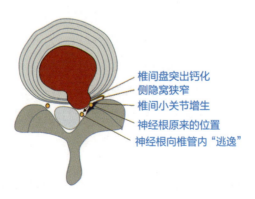

图57 腰椎间盘突出症（慢性期）非手术治疗的疗效机制示意

这样的腰椎间盘突出，千万不要做牵引

牵引疗法是腰椎间盘突出症临床上常用的一种治疗方法，可能很多患者都听说过或使用过这种疗法。但有些患者在使用过程中，不但没有取得明显的疗效，甚至还会导致症状进一步加重。究其原因，是神经根与突出椎间盘的关系不同，腰椎间盘突出的类型也不同。椎间盘突出的髓核位于神经根的肩外侧属于肩上型；突出物位于神经根腹侧，将神经根顶向后方前型属于肩前型；而突出物位于硬膜囊与神经根之间，神经根受压，向上迂曲变形，则属于腋下型。

发生肩上型腰椎间盘突出时，牵引治疗不加重症状；但发生腋下型腰椎间盘突出时，若进行牵引治疗，骨盆牵引带可牵拉神经根向下，这会使椎间盘突出的髓核进一步挤压神经根腋下部，导致症状进行性加重（图58）。所以，临床上腋下型腰椎间盘突出患者是不能进行牵引治疗的，如盲目施行，轻则无效或症状加剧，严重者甚至可能导致不良后果。广大患者在自行选择牵引疗法时尤需注意。

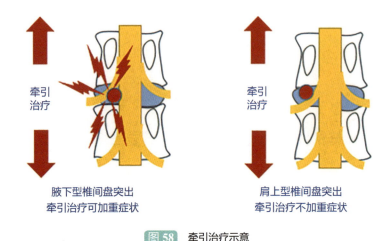

图 58 牵引治疗示意

那么,患者如何知道自己患的就是腋下型腰椎间盘突出呢?下面就介绍给大家几种简易的鉴别方法。

健侧直腿抬高试验

以左腿疼痛为例,患者仰卧在床上,向上抬右腿(不疼的那条腿),若原有症状加重,即为健侧直腿抬高试验阳性(图59)。这很有可能就是腋下型腰椎间盘突出。

脊柱侧弯试验

很多有腰椎间盘突出的患者会出现脊柱侧弯试验阳性,但腋下型腰椎间盘突出的患者会出现健侧侧弯疼痛加重的情况。以左腿疼痛为例,当站立时向右侧(不疼的一侧)弯曲脊柱,导致原有症状加重,即为健侧脊柱侧弯试验阳性(图60)。这通常提示腋下型腰椎间盘突出。

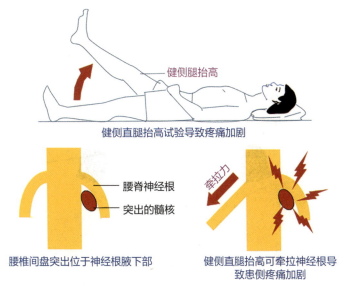

图 59　健侧直腿抬高试验示意

通过 CT 或磁共振鉴别

如果有 CT 或磁共振冠状位片，当看到椎间盘突出的髓核位于神经根的肩上部就是肩上型，位于神经根的腋下部就是腋下型。但现在大部分 CT、磁共振很少常规提供冠状位的图片。所以，我们多以轴位图片分辨腰椎间盘突出肩上型或腋下型（图61）。其中，椎间盘突出髓核位于神经根外侧即为肩上型，椎间盘突出髓核位于神经根内侧即为腋下型（图62）。

这些方法为简易的自我鉴别方法，有些病例如不能自我鉴别，可进一步咨询专业医生。当在牵引治疗过程中，如出现疼痛加重，症状加剧或其他不适，请立即暂停牵引，并咨询医生。不可咬着牙、忍着痛坚持。不能轻易相信"牵引时越疼，疗效

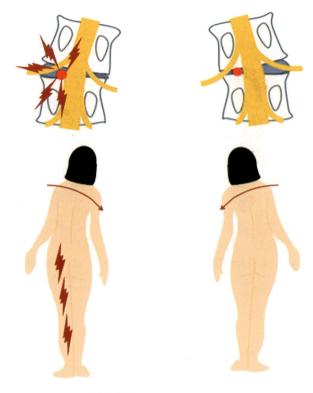

图 60　脊柱侧弯试验示意

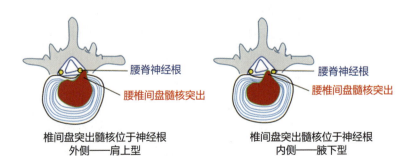

椎间盘突出髓核位于神经根
外侧——肩上型

椎间盘突出髓核位于神经根
内侧——腋下型

图 61　椎间盘突出与神经根关系示意

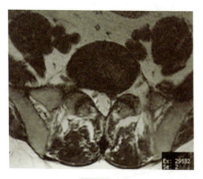 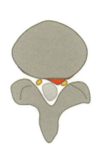

图62 腋下型腰椎间盘突出病例磁共振图像和示意

就越好""牵引疼痛是松解椎间盘与神经根粘连""牵引疼痛会有个适应过程"等不负责任的言论。

典型病例

患者中年男性,因腰腿痛经某骨科医院诊断为腰椎间盘突出,建议手术治疗,被患者拒绝。患者在回家休息并行牵引治疗后,症状愈发加重。结合磁共振结果分析及患者查体,确定为腋下型腰椎间盘突出,停用牵引治疗,经规范非手术治疗后康复。

药治疗可促进腰椎间盘脱出髓核重吸收

大家知道了椎间盘突出不一定是突出越大,就代表着病情越严重。但如果腰椎间盘突出已经很大,甚至已经脱出,并且引起明显或严重腰腿痛症状,这样的情况下是不是就只有手术这一个方法?

其实不然。腰椎间盘突出,特别是巨大型突出,甚至脱出或游离,有相当一部分患者是无须手术切除的。因为这种很大的突出往往更容易发生椎间盘突出髓核的自发性重吸收。

什么是椎间盘突出自发性重吸收

椎间盘突出自发性重吸收就是椎间盘突出患者没有经过手术或有创性治疗,椎间盘突出髓核发生明显缩小或消失的现象。腰椎间盘突出发生重吸收现象在临床上并非个案,国内外均有大量报道。可喜的是,以中医药疗法为主的综合治疗方案,可显著促进突出的椎间盘髓核重吸收,缩短病程,改善预后。

哪些类型的腰椎间盘突出患者更容易发生重吸收

一般来说,腰椎间盘突出以中青年多见,这个年龄段的患者是较容易发生椎间盘重吸收的。对于病程来说则是越早干预越好。另外,患者可以根据以下现象对比自己的情况作初步参考。

(1) 椎间盘突破后纵韧带,更容易发生重吸收(图63)。

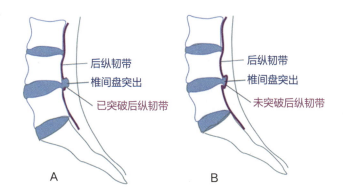

图63 A. 椎间盘脱出已突破后纵韧带;B. 椎间盘脱出未突破后纵韧带

(2) 椎间盘突出越大,越容易发生重吸收(图64)。

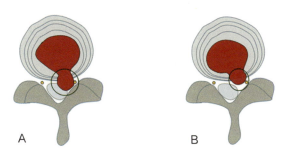

图64 椎间盘突出示意
A. 椎间盘巨大突出;B. 椎间盘突出

(3) 椎间盘巨大突出、脱出、游离,更容易重吸收(图65)。

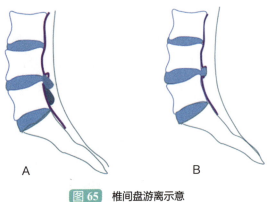

图65 椎间盘游离示意
A. 椎间盘脱出、游离;B. 椎间盘突出

当然并不是所有类型的腰椎间盘突出都可以发生重吸收,所以在治疗前可以找有经验的医生根据相关检查资料来确定椎间盘突出物的成分、含水量、炎性因素和变性程度等,利用这些信息进一步评估预测椎间盘突出发生重吸收的概率和难易程度。

因为椎间盘重吸收需要一个逐渐恢复的过程,再加上传统的中医药治疗也需要一定的疗程,所以坚持按疗程规范治疗才会取得较好的疗效。一般情况下视个人情况不同,需要坚持服用中药2~6个月。在中医药综合疗法促进椎间盘重吸收治疗的过程中,如在治疗过程中出现椎间盘危象,如大小便失禁、下肢无力,甚至足下垂等严重神经损害体征,则应积极行手术治疗。

典型病例

患者中年男性,因腰椎间盘巨大突出,导致腿疼不能正常行走来诊,经规范非手术治疗后,腿疼明显缓解,已不影响正常生活。大多数患者治疗到无疼痛后就可以告一段落,但由于此患者椎间盘突出较大,所以进一步使用特色中药内服外敷治疗,可以促进突出髓核吸收。内服外敷治疗一个疗程后,磁共振复查发现椎间盘突出已完全吸收(图66)。

临床上出现椎间盘突出后重吸收的病例不在少数,几乎所有椎间盘巨大突出、椎间盘突出、椎间盘游离的患者都会发生不同程度的重吸收现象,这例患者在治疗1个多月后就发生了这么完全的重吸收,康复还是比较快的。大多数患者一般会在3个月左右发生明显重吸收。

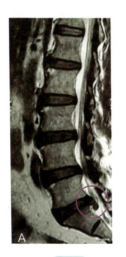 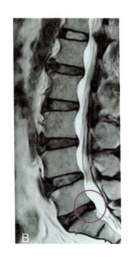

图66 病例治疗前后磁共振图像

A. 治疗前;B. 治疗后

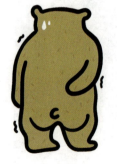

嘿，腰椎间盘突出症是这么康复的

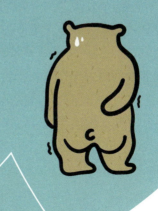

治疗找医生，康复靠自己

如果您有过腰痛症状或您是腰椎间盘突出症患者，您是否有过以下这些情况。

(1) 腰痛经常发作，休息两天，不做任何特殊处理，或只是简单处理后腰痛很快就自然缓解了，但会时常反复。您也许前往医院就诊过，但没有发现太大问题，或只是诊断为腰肌劳损或腰椎间盘膨出。

(2) 腰痛或腰部一直不舒服，但还能忍受。尝试过一些治疗方法，但收效甚微，不久之后又复发。

(3) 腰椎间盘突出症导致腰腿痛很剧烈，经过治疗后疼痛已经明显缓解，但还是有些腰腿痛不适。

(4) 腰椎间盘突出症经过治疗已经康复，甚至已经接受了手术治疗，但不久之后又复发。

如何来减少病情复发呢？您可能也求助过医生，但很多时候医生可能只是告诉您要多注意休息或进行一些简单的治疗措施，其他也没有更多特别说明。其实，在腰痛、腰椎间盘突出症的康复过程中，求助于医生的目的可能在于以下几个方面。

(1) 确认腰痛的具体病因，评估情况是否严重，有哪些后果及如何防范。

(2) 疼痛明显时，进行一些治疗措施。能够快速缓解症状，减轻痛苦，提高生活质量。

(3) 指导康复及日常生活中的一些注意事项。

前两项是求医的主要目的。一般情况下，医生在康复方面最多也只能提供一些指导或意见。由于腰痛、腰椎间盘突出症多与工作状态、不良姿势、腰椎负荷密切相关，所以要想达到一个最佳的康复效果，就要调动自己的主观能动性，积极参与到康复中来；如果全程只凭借医生的治疗和帮助，是很难彻底消除症状，完全康复的。

如果您正处于这些情况当中，并且目前还只是在一味地求助医生并接受着被动治疗，那么治疗效果可能并不能如您所愿，很难完全消除您的症状，或不久后腰痛可能又将会复发。此时，您更需要的可能是进行自我康复，因为自我康疗法更能帮助您消除症状，恢复功能，减少和预防复发，给您带来更多帮助和信心。

急性腰痛如何处理

一般腰椎疼痛多为良性病变，且多与运动、姿势、负荷相关。从理论上讲，这些都是可以通过自我康复的方法达到缓解或临床治愈的。但如果腰痛、腿痛是初次或急性发病，且合并了以下情况（包括但不限于这些情况）是不适合自我康复治疗的。

(1) 有外伤史（尤其是老年女性，骨质疏松症较多，轻微的闪动也要重视）。

(2) 消瘦、体重下降。

(3) 夜间疼痛剧烈。

(4) 持续疼痛，没有间歇期、休息不缓解。

(5) 疼痛剧烈，难以忍受。

(6) 发热、红肿、烧灼样疼痛。

(7) 鞍区麻木。

(8) 大小便异常。

(9) 下肢麻木，无力、感觉减退。

(10) 有其他不良病史，或正在使用某些特殊药物的特殊人群等。

  如果合并了以上这些情况，建议立即前往医院就诊。由专业医生进行详细诊断和评估，以确认具体原因，排除不良病变。

  在排除不良病变以后，确认腰腿痛是来源于腰椎间盘突出症，或急性腰扭伤、腰肌劳损、腰椎滑脱、腰椎管狭窄症等良性病变。如果腰腿痛不那么剧烈，可以尝试卧床休息两天。活动时可戴上腰围，也可以在专科医生指导下使用一些药物。对于疼痛十分剧烈的患者，可以请医生进行一些缓解疼痛的治疗措施。一般通过这些处理后，大多数患者腰腿痛的症状都能得到比较明显的缓解，然后就可以开始进行自我康复了。

慢性腰痛的自我康复

慢性腰痛除了在腰肌劳损及腰椎间盘膨出、腰椎间盘突出症康复期多见外,工作姿势不良也是导致慢性腰痛迁延不愈的常见原因。一般都可以通过自我康复的方法得到缓解或康复。

腰椎五项训练

以下五套动作是腰痛患者自我康复的基础动作,也是常规动作,称之为腰椎五项训练。一般而言,无特殊情况的腰痛患者都可以对照练习。

平板支撑

俯卧位,双肘弯曲、双脚并拢支撑着地;躯干伸直,头部、肩部、骨盆和踝部保持在同一平面;腹肌、臀部发力收紧(图67)。保持30~60s,3次为一组动作。

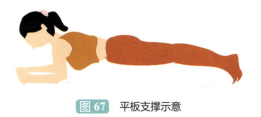

图 67　平板支撑示意

侧桥

侧卧位，一侧肘关节弯曲支撑着地，肩膀和肘关节垂直于地面；躯干伸直，头部、肩部、骨盆和脚踝保持在同一平面（图 68）。保持 30～60s，3 次为一组动作。如上述动作完成有困难，可变脚着地为膝关节屈曲侧方着地。

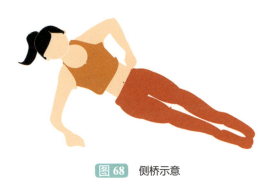

图 68　侧桥示意

臀桥

仰卧位，双脚打开与髋同宽，双手置于身体两侧；双脚着地，臀部夹紧，大腿紧绷将臀部及腰背部抬起，保持数秒后缓慢下放返回原位（图 69）。10 次为一组动作，可做 2～3 组。

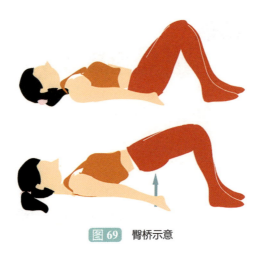

图69 臀桥示意

跪位胸腰部灵活性训练

双手双膝撑地,腹部力量收缩,同时背部向上顶起,呈拱背姿势;背部拱到最高点后,保持3～5s;缓慢放松,接着抬起头并将脖子往前伸;肚脐往地板方向挺,下背部微微弯曲,保持3～5s(图70)。重复上述过程。10次为一组,可做2～3组。

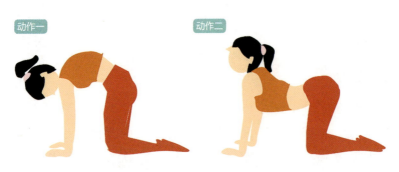

图70 跪位胸腰部灵活性训练示意

单臂单膝支撑训练

双手与双膝着地,手臂和大腿与地面垂直,保持背部水平,向后伸直右腿,注意右腿高度不要超过背部;抬起右腿的同时向正前方抬起左臂至水平;保持该姿势 6~8s,返回起始姿势(图71)。换左腿与右臂重复。重复上述过程,10 次为一组。可做 2~3 组。

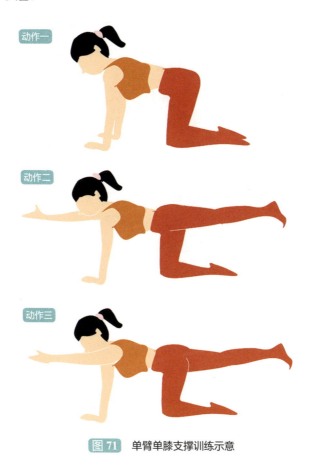

图71 单臂单膝支撑训练示意

有效点按摩

有效点,顾名思义就是在治疗中疗效比较确切的一些治疗点,如穴位、筋结点、软组织压痛点、激痛点、CC点等。有效点按摩就是通过按摩这些治疗点达到治疗疾病的一种技术和方法。

有效点如何找

由于有效点和压痛点还是有区别的,除部分有效点就是局部压痛点以外,还有一些有效点往往会远离有症状的部位。那么该怎么来找到这些有效点呢?我们会在示意图上标注一些经验有效点,提供给大家作为参考。但人有高矮胖瘦,存在个体差异,所以每个人的有效点位置不一定完全一致。大家只需要按照示意(图72)中标注的黄色区域,参考图中有效点位置来按图索骥即可。

在黄色区域查找有效点时,有效点一般会具有这些特征:局部产生压痛但会很舒服,按压可向病变部位传导,等等。

腰痛的有效点大多数分布在腰背部及臀部,所以大家在腰背部及臀部示意标注的黄色区域,参考图中有效点来进行查找。除了要在腰背部的有效点进行按摩治疗外,您可能很难想象,腰痛患者还需在腹部的肌群查找有效点,并需要对腹部的有效点来进行治疗(图72)。其实,对于长期久坐、含胸驼背姿势及弯腰过久直腰困难的人群,往往在腹部很容易就找到有效点,如果您按摩了腹部这些有效点后很有效,那么我们建议您增加俯卧位肘关节支撑后仰运动(图75)及髂腰肌伸展训练(图93),并把这些列入您的康复计划,疗效会更好。

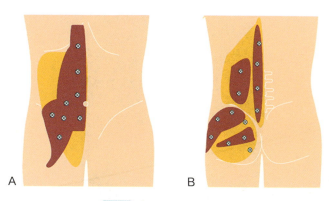

图 72　腰腹部有效点区域示意

A. 腹部；B. 腰臀部。红色为肌肉形态及部位；黄色为有效点查找区域；⊗为有效点参考位置

如何按摩

在查找有效点时，您可以用拇指来触摸或按压，但做按摩治疗时则不推荐使用单拇指，如果防护不好，可能会损伤拇指关节或并发腱鞘炎。在按摩治疗时，建议您使用示指的指间关节来做治疗，操作时示指的指间关节屈曲，拇指及其余 4 指屈曲固定保护示指，以示指指间关节背侧作为施力点，垂直于骨面方向按压在有效点上（图 73）。中等力度按压，有适度的酸痛感为宜，停顿 10～30s，待疼痛感下降或消失，然后上下左右小幅度滑动按压 10～30s，大多数患者会立即感觉到舒适，症状缓解。当然，您也可以用按摩棒或按摩球来代替手指操作。

少部分患者可能会在有效点按摩后次日感觉到按压过的有效点位置有触痛或酸痛，一般为正常现象，少部分可能与手法过重有关，停止按压数日多可缓解。

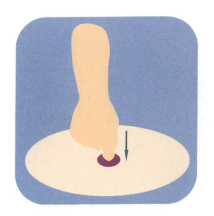

图 73 有效点按摩手法示意

由于腹部较为敏感,在腹部进行有效点按摩时,则不宜用示指指间关节来进行按摩,您可以选择仰卧位,双腿屈曲,这样可以放松腹部,右手 4 指并拢,手指垂直缓慢压向目标有效点。在按摩髂腰肌的有效点时,可能需要推开腹腔脏器,所以手法不宜太重,可配合呼吸进行操作,然后进行滑动推抚按摩,就像内科医生体格检查时腹部触诊那样。注意手法力度不要过重,有明显不适时可暂停按摩。

中药湿热敷

每次康复开始前,先进行 30~60min 的中药湿热敷。中药湿热敷不仅具备中药外用的良好疗效,同时热疗可舒展局部肌肉筋膜,更有利于康复动作的完成,也避免了损伤,可以起到事半功倍的效果。

补充说明

腰痛患者，特别是经常复发者，往往是由于胸椎活动度及髋关节灵活性不足引发的腰椎代偿所致。人体在日常生活中完成某些动作，往往需要多组肌肉及多个关节共同参与。腰椎也是如此，腰椎相邻的两个关节分别位于其上的胸椎及其下的髋关节，在正常情况下，这两个关节是较为灵活的关节。

如果这些关节的活动度或灵活性下降，人体在做一些动作时就必然需要腰椎的过度活动来代偿（增加腰椎的负荷和活动角度及范围）才能完成。这就很容易导致腰椎损伤，引起腰痛。

如向一侧转身取物时，往往需要腰椎和胸椎共同参与，向一侧旋转来完成。此时，如果胸椎活动性不足（旋转角度不足），又要完成转身取物这个动作，那么腰椎就必须要增加旋转角度才能完成这个动作。这就容易导致腰椎损伤，引起腰痛。还有在做弯腰动作时，往往需要腰椎和髋关节共同参与，向前屈曲才能完成。此时，如果髋关节灵活性不足（如前屈角度不足），那么腰椎就要增加前屈（弯腰）的角度才能完成此动作，久而久之就容易导致腰椎损伤，引起腰痛。

在康复计划中的动作都已经兼顾了胸椎活动度，如跪位胸腰部灵活性训练（图70）、俯卧支撑训练（图76）、坐位伸展训练（图78）等，以及髋关节灵活性，如臀肌伸展训练（图89和图90）、髂腰肌伸展训练（图93）等。

如果您还发现在站立位的状态下，双手搭在对侧肩上，做躯干旋转动作，两侧角度不一致，或向一侧旋转较费劲，那么建议您将下面这个动作(胸椎旋转活动度训练)也列入您的康复计划中。

胸椎旋转活动度训练

患者四点跪地,一只手撑地,另一只手抱头,手肘平行于地面,缓慢将上身向后方旋转,至最大限度后返回(图74)。每侧反复练习,8~12次为一组,每天可练习2~3组。

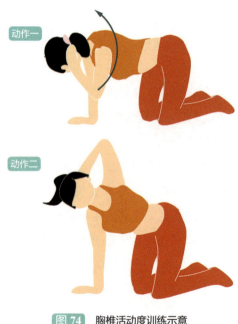

图74 胸椎活动度训练示意

向前弯腰腰痛的自我康复

向前弯腰腰痛一般多见于腰椎间盘突出、腰肌劳损患者。

腰椎五项训练

可以参考 图67 至 图71 进行。

支撑三项

俯卧位肘关节支撑运动

俯卧位,双手放于头的两侧,以双肘为支点,支撑起上半身,做背部后仰伸展,维持15s,放松,再重复该动作（图75）。做3~6组。

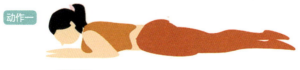

图75 俯卧位肘关节支撑后仰运动示意

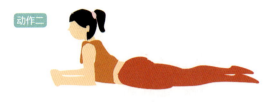

图 75（续） 俯卧位肘关节支撑后仰运动示意

俯卧位手臂支撑运动

俯卧位，双手放于头的两侧，以两侧手掌为支点，支撑起上半身及骨盆，做背部后仰伸展，维持 15s，放松，再重复该动作（图 76）。做 3～6 组动作。

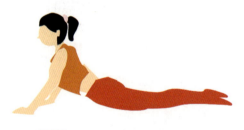

图 76 俯卧位手臂支撑后仰运动示意

卧位手掌支撑后仰运动是卧位肘关节支撑后仰运动进阶动作。如果有些患者在做卧位手掌支撑后仰运动有困难或不适，可先做卧位肘关节支撑后仰运动，待习惯之后再慢慢加大后仰伸展动作，逐渐过渡到卧位手臂支撑后仰运动。

立位支撑后仰运动

双脚站立与肩同宽，双手放于后腰部，以双手为支点，使躯干尽量后仰，做躯干向后伸展动作（图 77）；维持 15s，放松。

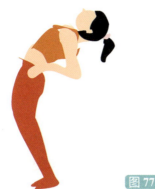

图77 立位支撑后仰运动示意

再重复该动作,做 3~6 组。

坐位伸展运动

患者坐在凳子或椅子上,让脊柱尽力向后拱起,拱到极限状态,维持 15s,放松;再将脊柱向前顶起,使躯干做极度向后伸展动作,顶到极限状态,维持 15s,放松(图78)。再重复该动作,做 3~6 组。注意,前弯腰痛的患者如果向后拱起有疼痛感,

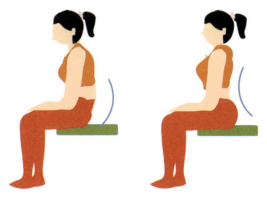

图78 坐位伸展运动示意

不一定要拱到极限，达到无痛或可忍受程度即可，循序渐进。

坐位伸展运动可以在工作间隙和有座椅的地方随时随地进行，在没有不适的情况下，每天可以多做几组。

中药湿热敷

每次康复开始前，先进行 30~60min 的中药湿热敷。中药湿热敷不仅具备中药外用的良好疗效，同时热疗可舒展局部肌肉筋膜，更有利于康复动作的完成，避免损伤，可以起到事半功倍的效果。

向后仰腰腰痛的自我康复

向后仰腰腰痛多见于腰椎滑脱、椎管狭窄、小关节及深层肌肉疼痛的患者。

腰椎五项训练

腰椎五项训练参考 图67 至 图71 。

屈曲三项

跪位弯曲牵拉运动

患者跪趴在地板上,臀部坐在脚踝上,双手手臂尽力向前伸,感觉背部向前伸展,至腰骶部有牵拉感(图79)。保持30~60s,做3~6组。

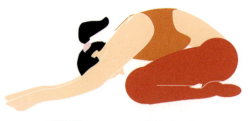

图 79　跪位弯曲牵拉运动示意

坐位弯曲牵拉运动

患者坐在凳子或椅子上，向前弯腰，双手抓住脚踝，使身体尽力向前弯曲，感觉背部向前有牵伸感（图 80）。保持 30~60s，做 3~6 组。若无法抓到脚踝，让双手尽力向地板伸展即可。

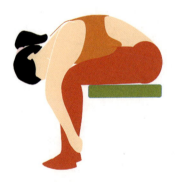

图 80　坐位弯曲牵拉运动示意

仰卧弯曲牵拉运动

仰卧位，双手抱双膝关节靠近胸部，同时缓慢屈曲颈背部，直至感觉背部有牵拉感（图 81）。保持 30~60s，做 3~6 组。

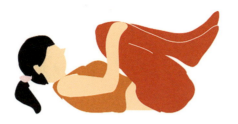

图81 仰卧弯曲牵拉运动示意

坐位伸展运动

后仰出现腰痛的患者，如果将脊柱向前顶起有疼痛感，不一定要顶到极限，达到无痛或可忍受程度即可（图78）。循序渐进，做3～6组。

中药湿热敷

每次康复开始前，先进行30～60min的中药湿热敷。中药湿热敷不仅具备中药外用的良好疗效，同时热疗可舒展局部肌肉筋膜，更有利于康复动作的完成，避免损伤，可以起到事半功倍的效果。

腰部酸痛，下雨天更明显，不耐久坐的自我康复

有些患者腰痛不是很剧烈，只表现为腰部酸痛，即酸困、不舒服，特别是阴雨天加重，易疲劳，长时间开车后不舒服，不耐久坐久站。这些患者除了常规的腰椎五项训练外，可加入对多裂肌有很好康复作用的"腰压手"动作，以及对核心肌群，特别是对腹横肌有很好康复作用的仰卧位核心肌群训练动作。同时从中医辨证的角度讲，此类型腰痛多属于寒湿型和肾虚型，可以辅助一些中医治疗方式，如艾灸、自我按摩疗法等。

腰椎五项训练

腰椎五项训练参考 图 67 至 图 71。

"腰压手"动作及仰卧位核心肌群训练

仰卧位，屈髋屈膝，双手垫在腰下面，腰部用力向下压紧手掌（图 82）。坚持 4～6s，重复 20 次。训练时注意不要憋气，刚开始可减少"腰压手"的力度及时间，降低难度。

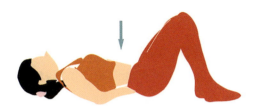

图 82 "腰压手"动作训练示意

仰卧位核心肌群训练

仰卧位,在"腰压手"训练的基础上,屈髋屈膝成 90°,配合呼吸,将腹部拉向脊柱,使腰背部压实床垫。根据个人情况循序渐进,直到能坚持 60s(图 83-A)。进入下一步,在上述动作的基础上先尝试伸出单侧手或单侧脚(图 83-B 和 C)。最后可以同时伸出一侧手和对侧脚,反复交替进行训练(图 83-D 和 E)。

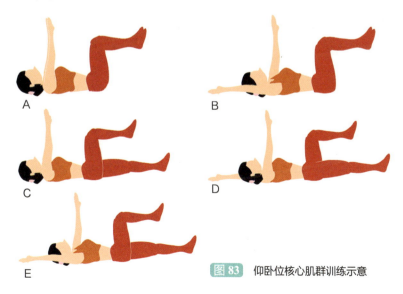

图 83 仰卧位核心肌群训练示意

自我按摩疗法

站立位,双腿打开,与肩同宽,腰背挺直。双手轻握拳,置于腰后,拳眼向上。在两侧腰眼处作旋转揉摩,两侧同时进行,先以顺时针方向旋摩 10 圈,后以逆时针方向旋摩 10 圈,动作缓慢匀速进行。然后用两手拳眼轻叩腰部,两手同时进行,连续 30 次左右。最后将两手掌对搓,待两手掌微微发热后,放置两侧腰眼处,将两手掌上下搓动,摩擦腰眼部位,以腰部发热发胀为度。连续 30 次左右,每天 2 次。由于这些动作可随时随地进行,可根据个人情况酌情增加次数。

中药湿热敷

每次开始康复前,先进行 30~60min 的中药湿热敷。中药湿热敷不仅具备中药外用的良好疗效,同时热疗可舒展局部肌肉筋膜,更有利于康复动作的完成,避免损伤,可以起到事半功倍的效果。

艾灸

艾灸疗法是用艾叶制成的艾条或艾绒等材料悬置或放置在体表穴位或特定部位,借灸火热力及药物作用激发经气,达到防治疾病的一种中医外治方法。瘢痕灸、隔物灸、悬灸都可以选择,但由于患者是居家自疗,为安全起见,推荐使用悬灸或借助艾灸盒来进行治疗。艾灸疗法具有温通经脉、调和气血、平衡阴阳的作用,对腰痛、腰腿痛、腰椎间盘突出症疗效显著,也是患者乐于接受的一种疗法。

常用穴位

艾灸疗法中常见的体表穴位包括肾俞、大肠俞、关元俞、气海俞、命门、腰阳关、委中和局部压痛点（图84）。根据中医"阳病治阴，阴病治阳"理论，也可选用腹部的穴位，如关元、阴交、中柱等（图85）。

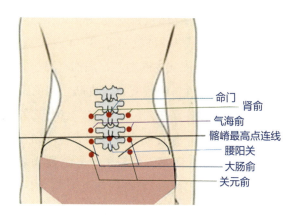

图84 常用穴位图（一）

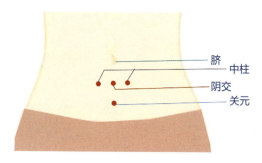

图85 常用穴位图（二）

周楣声先生经验：在下腹及脐旁诸穴中，特以阴交与中柱，对腰骶痛的功效优异。凡正中痛者以阴交为好，或左右中柱同取，如系侧腰痛则以同侧中柱为好。在脐以上的腰脊痛，也以阴交的效果更为优越。

具体操作方法

悬灸法，首先裸露局部皮肤，选好穴位，然后将点燃的艾条对准穴位（图86），每次选取3~4穴，每穴每次灸15~20min。以灸后穴位局部皮肤潮红、局部有温热感且无灼痛感为度。如有灼痛，需适当调整艾条与皮肤之间的距离。也可使用艾灸盒，将艾灸盒放置在穴位并固定，点燃艾条，插入艾灸盒且距离皮肤2~3cm，使皮肤有温热感为度，如有灼痛需适当调整艾条与皮肤之间的距离。每日1次，10次为1疗程。疗程期间休息3天。症状减轻后，可每周艾灸3~4次。

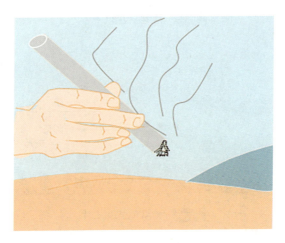

图86　悬灸法示意

注意事项

(1) 艾灸每次治疗需要一定的时间,要选择舒适、便于操作的合适体位。

(2) 艾灸过程中要注意安全,最好有家人看护,以防起火和烫伤。

(3) 过饥、过饱、过劳、醉酒等,不宜施灸。

(4) 艾灸前后建议饮用适量温开水。

(5) 艾灸后要注意保暖,勿感风寒。

(6) 艾灸结束后,开窗通风,保持室内空气清新。

使用腰垫

长时间开车、久坐腰痛的患者,可以在您的座椅后面加上一个腰垫,这样可以维持一定的腰椎曲度,可能会对您有帮助。但如果您的腰痛是由腰椎椎管狭窄、腰椎滑脱及腰椎小关节病变所引起,则不太适宜此方法。

下肢疼痛麻木、酸胀不适的自我康复

下肢疼痛麻木、酸胀不适多见于腰椎间盘突出症康复期，此时患者疼痛症状已不那么剧烈，但仍然存在腰腿部的疼痛、麻木不适等症状，特别是在久坐、久站及劳累后会更明显。

腰椎五项训练

腰椎五项训练参考 图67 至 图71 。

坐骨神经自我滑动训练

患者坐于床边，小腿可自由摆动，在伸直患侧膝关节的同时后仰颈椎（仰头），并使脚尖往上勾起，然后前屈颈椎（低头）的同时屈曲患侧膝关节，并将脚尖绷直（图87）。整个过程要动作连贯、缓慢，每个周期维持约5s，从每条腿重复10次活动开始，如果症状不加重，可以每天重复这些动作数次。若训练后症状加重，应立即停止该项训练。

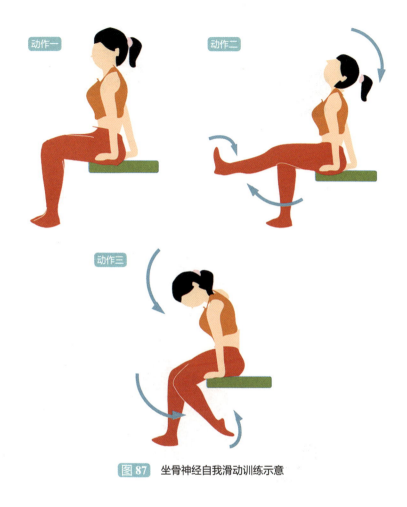

图 87 坐骨神经自我滑动训练示意

仰卧单腿下压抬起训练

在小方凳（或其他支撑物）上放上软垫，仰卧位，将有症状的腿置于软垫上方，然后身体放松，脚跟用力下压，使腰臀部自然抬起，保持 30s（图 88）。做 3～6 组。

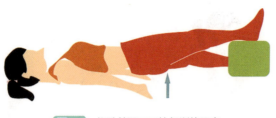

图88 仰卧单腿下压抬起训练示意

伸展臀部肌群训练

仰卧位

仰卧位，双腿弯曲，将患侧脚踝放在健侧腿膝盖上，然后双手抓住健侧大腿，将健侧膝拉向胸部，感觉患侧臀部有牵拉感，保持30s（图89）。

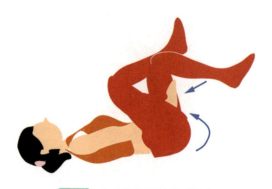

图89 仰卧位伸展臀部肌群示意

坐位

坐位，患侧下肢屈膝屈髋在前，健侧伸膝伸髋在后，躯干尽力向前趴，感觉患侧臀部有牵拉感，保持30s（图90）。

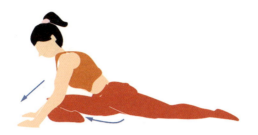

图90 坐位伸展臀部肌群示意

借助器械

当然您也可以借助一些器械，如泡沫轴（图91）来松解臀部的肌肉和筋膜（图92）。

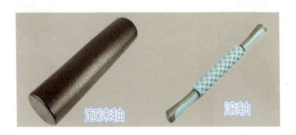

图91 泡沫轴及滚轴

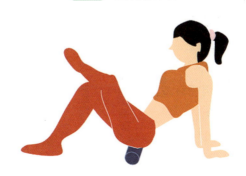

图92 泡沫轴松解臀部肌群示意

伸展髂腰肌

弓步向前,保持耳肩髋一条直线,身体平行向前推至最大幅度,感受髂腰肌有明显牵拉感,保持 30s(图 93)。

如果需要进一步伸展髂腰肌,可右手向上伸展,身体向左侧旋转,然后侧屈,感受髂腰肌有明显牵拉感,保持 30s(图 94)。

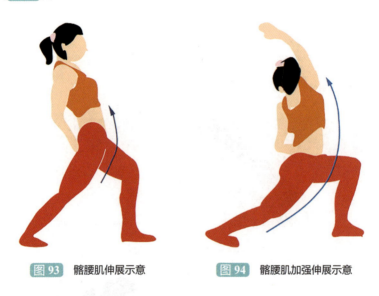

图 93　髂腰肌伸展示意　　　　图 94　髂腰肌加强伸展示意

有效点按摩

可参考慢性腰痛有效点。下肢症状明显者要在臀部重点查找有效点并进行治疗。

操作时示指关节屈曲,拇指及其余 4 指屈曲固定保护示指,以示指关节背侧作为施力点,垂直于骨面方向,按压有效点。按压力度以适度的酸痛感为宜,停顿 10~30s,待疼痛感下降或消失，然后上下左右小幅度滑动按压 10～30s，大多数患者会立即感觉到症状缓解。

臀部肌肉较丰满厚实，如果感觉到力度不够，您也可以用按摩棒或按摩球来代替手指操作。

中药湿热敷

在每次康复开始前，在腰部（痛点、痛区）、臀部（痛点、痛区、梨状肌、臀中肌等部位）及症状明显处，施用 30～60min 的中药湿热敷。中药湿热敷不但具备中药外用的良好疗效，同时热疗可舒展局部肌肉筋膜，更有利于康复训练动作的完成，避免损伤，可以起到事半功倍的效果。

拍打疗法

拍打疗法有较好的畅通气血、舒筋活血、通络祛麻的作用，下肢疼痛麻木的患者可根据自己症状的部位（图95），借助经络拍在下肢后侧、下肢外侧，由上向下拍打 3 遍。拍打手法从轻度到中度，不宜太重，以没有明显痛感为宜。

补充说明

可视情况加入腿部肌肉的伸展训练。

另外，此类患者吊单杠也会有帮助。但如果您是腰椎间盘突出症引起腰痛，则需要鉴别自己的类型是否适合吊单杠，如腋下型腰椎间盘突出就不太适宜此方法。当然如果您吊单杠后很舒服，疼痛没有加重，症状有缓解，从这一点可以证实吊单杠可能是比较适合您的。

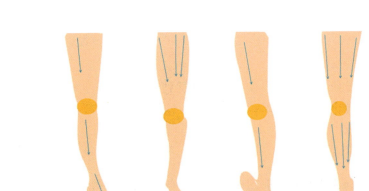

前外侧　　前侧　　外侧　　后侧

图95　下肢常用部位拍打线路示意（黄色区域为禁拍区域）

臀部疼痛的自我康复

腰椎五项训练

腰椎五项训练参考 图67 至 图71。

臀部肌群伸展训练

臀部肌群伸展训练参考 图89 和 图90。

仰卧单腿抬高训练

仰卧单腿抬高训练参考 图88。

有效点按摩

臀部症状主要在腰骶部及臀部查找有效点并治疗（图96），操作时示指关节屈曲，拇指及其余4指屈曲固定保护示指，以示指关节背侧作为施力点，垂直于骨面方向，按压有效点。按压力度以适度的酸痛感为宜，停顿10~30s，待疼痛感下降或消失,然后上下左右小幅度滑动按压 10~30s,大多数患者会立即感觉到症状缓解。

臀部肌肉较丰满厚实,如果感觉到力度不够,您也可以用按摩棒或按摩球来代替手指操作。

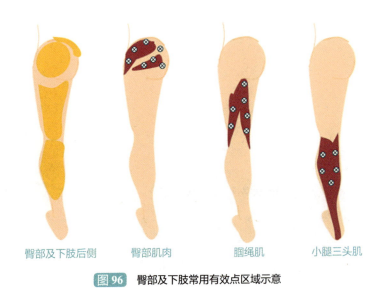

臀部及下肢后侧　　臀部肌肉　　腘绳肌　　小腿三头肌

图96　臀部及下肢常用有效点区域示意

中药湿热敷

在每次康复开始前,在腰部(痛点、痛区)、臀部(痛点、痛区、梨状肌、臀中肌等部位)及症状明显处,施用 30~60min 的中药湿热敷。中药湿热敷不但具备中药外用的良好疗效,同时热疗可舒展局部肌肉筋膜,更有利于康复训练动作的完成,避免损伤,可以起到事半功倍的效果。

大腿后侧不适、吊筋感的自我康复

腰椎五项训练

腰椎五项训练参考 图67 至 图71 。

臀部肌群伸展训练

臀部肌群伸展训练参考 图89 和 图90 。

仰卧单腿抬高训练

仰卧单腿抬高训练参考 图88 。

有效点按摩

大腿后侧症状主要在腰骶部、臀部、大腿后侧查找有效点并治疗（图96），操作时示指关节屈曲，拇指及其余4指屈曲固定保护示指，以示指关节背侧作为施力点，垂直于骨面方向，按压有效点。按压力度以适度的酸痛感为宜，停顿10~30s，待疼痛感下降或消失，然后上下左右小幅度滑动按压10~30s，大多数患者会立即感觉到症状缓解。

臀部肌肉较丰满厚实，如果感觉到力度不够，您也可以用按摩棒或按摩球来代替手指操作。

伸展腘绳肌

仰卧位，伸直双腿，双手抱住患侧大腿，抬起患侧大腿，保持膝关节伸直，脚尖勾起（图97）。感受患侧大腿后侧腘绳肌有明显牵拉感，保持30s。也可进一步用双手将患侧大腿拉向自己，增强牵拉感。

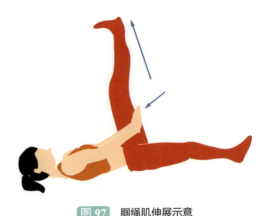

图97 腘绳肌伸展示意

借助器械

如果需要按摩大腿后侧，则患者自己不便操作时，可以借助器械，如用泡沫轴（图98）滚动来松解大腿后侧的肌肉（如腘绳肌等）。如果您存在疼痛、关节僵硬及肌肉筋膜柔韧性不足，往往难以完成这些动作。这时，您可以在家人帮助下，取俯卧位,用滚轴（图 91）在大腿后侧分内、中、外三条线以中等力量由上至下滚动数遍。在家人帮您滚动操作的同时,您可以配合做膝关节屈伸（抬起小腿、伸直小腿）动作,直至大腿后侧肌肉筋膜松弛,这样疗效会更好。

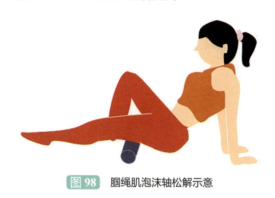

图 98　腘绳肌泡沫轴松解示意

拍打疗法

拍打疗法有较好的畅通气血、舒筋活血、通络祛麻的作用。可根据自己的症状部位,借助经络拍在下肢后侧按内、中、外三条线（大腿后侧为重点）,由上向下拍打 3 遍。拍打手法由轻度到中度,不宜太重,以没有明显痛感为宜。

中药湿热敷

在每次康复开始前,在腰部（痛点、痛区）、臀部（痛点、痛区、梨状肌、臀中肌等部位）及症状明显处,施用 30～60min 的中药湿热敷。中药湿热敷不但具备中药外用的良好疗效,同时热疗可舒展局部肌肉筋膜,更有利于康复训练动作的完成,避免损伤,可以起到事半功倍的效果。

小腿后侧不适、吊筋感的自我康复

腰椎五项训练

腰椎五项训练参考 图67 至 图71。

臀部肌群伸展训练

臀部肌群伸展训练参考 图89 和 图90。

仰卧单腿抬高训练

仰卧单腿抬高训练参考 图88。

有效点按摩

小腿后侧症状主要在臀部、小腿后侧查找有效点并治疗（图96），操作时示指关节屈曲，拇指及其余4指屈曲固定保护示指，以示指关节背侧作为施力点，垂直于骨面方向，按压有效点。按压力度以适度的酸痛感为宜，停顿10～30s，待疼痛感下降或消失，然后上下左右小幅度滑动按压 10~30s，大多数患者会立即感觉到症状缓解。

臀部肌肉较丰满厚实，如果感觉到力度不够，您也可以用按摩棒或按摩球来代替手指操作。

伸展小腿后侧肌群

平地拉伸

站在距墙一臂的距离，将左脚放在右脚后，右膝伸直的同时保持左脚后跟触地，缓慢向前弯曲右腿，后背挺直并收臀，脚向正前方（图99）。感觉患侧小腿后侧肌肉有明显牵拉感，保持 30s，重复 3~4 次。

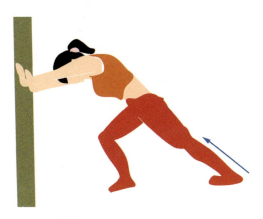

图99　平地伸展小腿后侧肌群示意

台阶拉伸

前脚掌站在台阶上，脚后跟悬空，保持身体直立平衡，平衡差者可扶物，放松小腿肌肉，将脚后跟尽可能降到最低处，感受小腿后侧肌肉有明显牵拉感，保持30s（图100）。

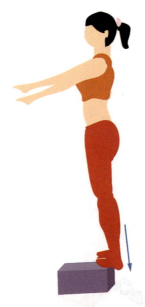

图100 台阶伸展小腿后侧肌群示意

借助器械

如果需要按摩小腿后侧，患者不便操作时，可以借助器械，如用泡沫轴滚动来松解小腿后侧的肌肉（如小腿三头肌等）（图101）。如果您存在疼痛、关节僵硬及肌肉筋膜柔韧性不足，往往难以完成这些动作。这时，您可以在家人的帮助下，取俯卧位，把脚伸出床外，用滚轴在小腿后侧分内、中、外三条线以中等力量由上至下滚动数遍。在家人帮您滚动操作的同时，您可以配合做踝关节屈伸动作，直至小腿后侧肌肉筋膜松弛，这样疗效会更好。

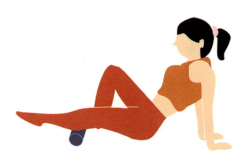

图 101　小腿后侧肌群泡沫轴松解示意

拍打疗法

拍打疗法有较好的畅通气血、舒筋活血、通络祛麻的作用，可根据自己的症状部位，借助经络拍在下肢后侧（小腿后侧为重点）按内、中、外三条线，由上向下拍打 3 遍。拍打手法轻到中度，不宜太重，以没有明显痛感为宜。

中药湿热敷

在每次康复开始前，在腰部（痛点、痛区）、臀部（痛点、痛区、梨状肌、臀中肌等部位）及症状明显处，施用 30～60min 的中药湿热敷。中药湿热敷不但具备中药外用的良好疗效，同时热疗可舒展局部肌肉筋膜，更有利于康复训练动作的完成，避免损伤，可以起到事半功倍的效果。

大腿前侧难受、吊筋感的自我康复

腰椎五项训练

腰椎五项训练参考 图67 至 图71。

伸展髂腰肌训练

臀部肌群伸展训练参考 图93 和 图94。

有效点按摩

大腿前侧症状主要在腹部、大腿前侧查找有效点并治疗（图102）。操作时示指关节屈曲，拇指及其余4指屈曲固定保护示指，以示指关节背侧作为施力点，垂直于骨面方向，按压有效点。按压力度以适度的酸痛感为宜，停顿10~30s，待疼痛感下降或消失，然后上下左右小幅度滑动按压10~30s，大多数患者会立即感觉到症状缓解。您也可以用按摩棒或按摩球来代替手指操作。

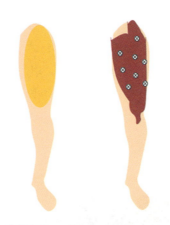

图 102　大腿前侧有效点区域示意

伸展股四头肌训练

俯卧位，以右侧为患侧举例，弯曲右腿，后伸右臂，用右手抓住右腿脚踝处，感受大腿前侧股四头肌有明显牵拉感，保持 30s（图 103）。如果手臂无法抓住脚踝，那您可能需要一条毛巾来套住右侧脚踝，右手握住毛巾来完成此动作。

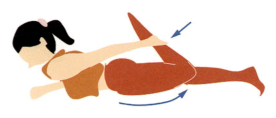

图 103　伸展股四头肌示意

借助器械

您也可以借助一些器械，如泡沫轴（图 104），来松解臀部的肌肉和筋膜。当然,您还可以借助滚轴来进行大腿前侧肌肉和筋膜的松解,但前提是您在弯腰时没有什么不适。

方法如下:坐位,下肢可自由摆动,用滚轴在大腿前侧分内、中、外三条线以中等力量由上至下滚动数遍,同时配合做膝关节屈伸动作,直至大腿前侧肌肉筋膜松弛。

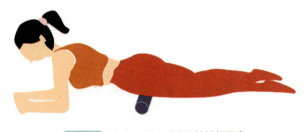

图 104　大腿前侧肌群泡沫轴松解示意

拍打疗法

拍打疗法有较好的畅通气血、舒筋活血、通络祛麻的作用,可根据自己的症状部位,借助经络拍在大腿前面按内、中、外三条线,由上向下拍打 3 遍。拍打手法由轻度到中度,不宜太重,以没有明显痛感为宜。

中药湿热敷

在每次康复开始前,在腰部(痛点、痛区)、臀部(痛点、痛区、梨状肌、臀中肌等部位)及症状明显处,施用 30～60min 的中药湿热敷。中药湿热敷不但具备中药外用的良好疗效,同时热疗可舒展局部肌肉筋膜,更有利于康复训练动作的完成,避免损伤,可以起到事半功倍的效果。

小腿及足部疼痛、酸胀、麻木不适的自我康复

有些患者可能会存在小腿和（或）脚的疼痛、酸胀、怕冷、麻木不适等症状；有些患者存在小腿前外侧到足背的疼痛、酸胀、怕冷、麻木不适，其中脚尖症状以牵涉到大踇趾或其余四趾为主；还有些患者存在小腿后侧及足底疼痛、酸胀、怕冷、麻木不适的症状。在排除血管及糖尿病周围神经等病变后，除极少部分神经损伤的患者恢复较慢外，大多数患者都可以通过自我康复方法得到明显缓解或康复。

腰椎五项训练

腰椎五项训练参考 图67 至 图71。

臀部肌群伸展训练

臀部肌群伸展训练参考 图89 和 图90。

有效点按摩

小腿前外侧症状主要在臀部、小腿前外侧查找有效点并治疗（图 96 和 图 105）。小腿后侧到足底症状主要在臀部、小腿后侧查找有效点并治疗（图 96）。操作时示指关节屈曲，拇指及其余 4 指屈曲固定保护示指，以示指关节背侧作为施力点，垂直于骨面方向，按压有效点。按压力度以适度的酸痛感为宜，停顿 10～30s，待疼痛感下降或消失后，上下左右小幅度滑动按压 10～30s，大多数患者会立即感觉到症状缓解。

小腿前外侧肌肉不像臀部那样丰满厚实，对按摩治疗较敏感，在按摩治疗时，要注意力度适中，以不引起明显不适为度。臀部肌肉较丰满厚实，如果感觉力度不够，您也可以用按摩棒或按摩球来代替手指操作。

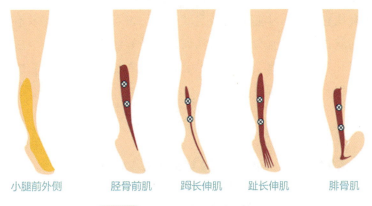

图 105　小腿前外侧有效点区域示意

伸展胫骨前肌

坐位，双腿伸直，放松，左踝关节跖屈，感受小腿前外侧胫骨前肌有明显牵拉感，保持 30s（图 106）。放松，如此反复进行 3 次。

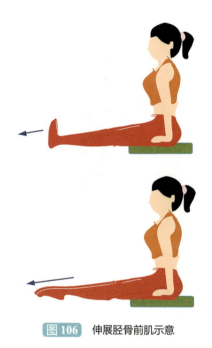

图 106　伸展胫骨前肌示意

抗阻伸展胫骨前肌、踇/趾长伸肌

坐在椅子上，抬起右脚踝放在左膝上，用右手抓住右脚踝，同时左手握住右脚趾背部。脚尖保持内扣姿势，向脚底方向拉动脚趾，感受小腿前外侧胫骨前肌、踇/趾长伸肌有明显牵拉感，稍放松，在用力勾脚尖的同时做踝关节外翻动作，左手用力抗阻，感受到目标肌肉收缩，保持 15s（图 107）。做 3 次为一组，最后向脚底方向拉动脚趾，感受小腿前外侧胫骨前肌、踇/趾长伸肌有明显牵拉感，保持 30s。

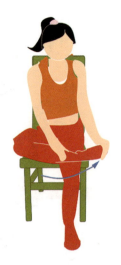

图 107　抗阻伸展胫骨前肌、踇/趾长伸肌示意

抗阻伸展腓骨肌

当存在小腿前外侧到足背的疼痛、酸胀、怕冷、麻木不适，其中脚尖症状以牵涉到踇趾为主的症状时，还需增加抗阻伸展腓骨肌训练。取仰卧位，单侧腿屈髋屈膝。对侧手抓握足外侧，然后拉动踝关节做内旋内翻动作，感受小腿外侧腓骨长、短肌有明显牵拉感，稍放松，用力外翻踝关节，右手用力抗阻，感受到目标肌肉收缩，保持 15s（图 108）。做 3 次为一组，最后

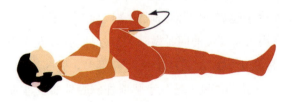

图 108　抗阻伸展腓骨肌示意

拉动踝关节做内旋内翻动作,感受小腿外侧腓骨长、短肌有明显牵拉感,保持 30s。

伸展小腿后侧肌肉

当存在小腿后侧及足底疼痛、酸胀、怕冷、麻木不适的症状时,患者可增加伸展小腿后侧肌肉训练,参考 图99 和 图100 。

拍打疗法

拍打疗法有较好的畅通气血、舒筋活血、通络祛麻的作用。存在小腿前外侧到足症状的患者可根据自己的症状部位,借助经络拍在下肢外侧(小腿外侧、足踝背面为重点),由上向下拍打 3 遍。存在小腿后侧及足底症状的患者,借助经络拍在下肢后侧按内、中、外三条线(小腿后侧、足底为重点),由上向下拍打 3 遍。拍打手法由轻度到中度,不宜太重,以没有明显痛感为宜。

中药泡脚

小腿及足部疼痛、酸胀、麻木不适的症状,中药泡脚较中药湿热敷更方便,更易操作。

方药组成

透骨草 20g,伸筋草 20g,独活 15g,当归 20g,丹参 20g,威灵仙 15g,鸡血藤 15g,木瓜 15g,红花 10g,艾叶 15g,桂枝 15g,花椒 15g。

泡脚方法

将药材用水浸泡1天,水煎取药液,倒入泡脚桶中,先熏后洗,待水温合适时,将双脚泡入药液中,每晚1次。

注意事项

保持水温适宜,每次泡脚时间不宜过长,一般以20~30min为宜,尽量不用金属材质的泡脚桶,过饥、过饱、过劳或醉酒时也不宜泡脚。有些腰椎病患者下肢及足部可能有部分感觉减退,泡足前可用手试一下水温,以免烫伤;有条件者每天可酌情多泡1~2次。

自我康复疗法注意事项

1. 自我康复疗法中的康复训练，动作选用宜少而精，力求实用有效、简单可行、不易损伤，这样才更容易坚持。

2. 在康复训练过程中要做到动作规范，不能敷衍了事，不能只追求形似，如伸展动作一定要有目标肌肉的牵拉感，只有这样才能取得更确切的疗效。

3. 要根据个人的体力、柔韧性等自身条件来选择康复项目及运动强度，要量力而行、循序渐进、不可急于求成，以免造成不必要的损伤。

4. 如果康复次日出现症状加重，一般首先考虑运动量是否过大，其次动作是否规范，如果根据这些因素调整后仍没有改善，请暂停此方案或咨询专业人员。

5. 疗效的取得往往需要一个过程，如腰椎五项、"腰压手"等康复方法，起效时间可能较长。在坚持一段时间后，疗效将逐渐显现，如疼痛范围集中、疼痛程度下降、持续时间缩短、发作频率减少等。有效点按摩加肌肉筋膜伸展、中药湿热敷等这些康复方法则不同。其中大多数患者可能起效较快，甚至很多患者可以立即感受到疗效，疼痛酸胀麻木会立即缓解。但短期内这种疗效可能会维持不住，疼痛可能很快又会重新出现。但是在经历多次治疗后，维持时间会越来越长，疗效也会越来越稳定，直到最后康复。

6.经自我康复疗法症状消失后，仍建议您抽出时间每周进行3~4次康复训练，以巩固疗效。

腰椎间盘突出症患者该怎么吃

随着经济水平及人们对健康要求的提高,有时在门诊会有患者和家属咨询医生,腰椎间盘突出症有没有需要忌口的,或怎样通过饮食进行调养。众所周知,饮食禁忌及调养问题在糖尿病、血脂异常、痛风患者中比较普遍且受到重视。其实,腰椎间盘突出症患者如能进行恰当饮食,也会更有利于病情恢复。

那么,腰椎间盘突出症患者到底该怎么吃呢?一般来说,可以从以下三方面入手。

不利于病情的食物要控制或不吃

腹压增加(咳嗽、便秘)、腰椎负荷增加等都是导致病情加重或复发的因素。那么,可加重咳嗽、便秘、肥胖(体重增加)的饮食就要注意控制了。特别是在腰椎间盘突出症的急性疼痛期,由于活动量少,胃肠蠕动减慢,较易引发或加重便秘。此时应以清淡易消化的食物为主,多吃新鲜蔬菜水果,多吃含纤维素较多的食物,少食或不吃不易消化的食物,特别是高脂肪、高热量、油炸或质地较硬的食物。注意控制体重，避免肥胖，减轻腰椎负荷。

还要少吃或不吃含糖饮料、食品及用大量糖来烹饪的食物。糖不但能提供高热量，导致肥胖，还可加重炎症反应，加重疼痛症状。

动物性食物（荤菜）也要控制，过多食用动物性食物同样可导致肥胖，加重炎症反应，导致肌肉僵硬，加重症状。在尿酸不高的情况下，可以少食动物性食品，多食用豆制品，如豆浆、豆干、豆腐等。另外，海鲜等发物也应适当忌口。为了避免咳嗽，除了戒除烟酒之外，已知的过敏性食物及辛辣刺激性食物也要少吃。

含有对病情康复有利营养素的食物要多吃

有利于病情康复的营养素

蛋白质、钙、维生素（B族维生素、维生素C和维生素E）等对病情的康复有重要作用。蛋白质是人体不可缺少的，可形成肌肉、骨骼的重要营养元素；钙是骨骼的重要组成成分；维生素是促进腰椎间盘突出症康复不可或缺的营养元素。其中，维生素D有利于钙的吸收，可避免或减轻骨质疏松；维生素C是椎间盘纤维环修复所必需的营养物质；维生素E可促进血液循环、消除肌肉紧张、缓解疼痛症状；B族维生素是神经组织所必需的营养物质，维生素B_1、维生素B_{12}也是临床较为常用的神经营养药物。

腰椎间盘突出症患者在平时多摄入含上述物质丰富的食物，能够增强腰椎强度及骨密度，提高肌肉力量，强化身体功能，有助于缓解症状及促进康复。

富含营养素的食物

(1) 蛋白质含量较多的食物：猪肉、鸡肉、牛肉、鱼类、牛奶、鸡蛋、大豆、大豆制品等。

(2) 钙含量较多的食物：牛奶、酸奶、豆制品、贝壳类、虾皮、虾米、绿叶蔬菜、坚果等。

(3) B 族维生素含量较多的食物：绿色叶类蔬菜、玉米、鸡蛋、动物肝脏、大豆、花生等。

(4) 维生素 E 含量较多的食物：植物油、大豆、动物肝脏、青鱼、鳝鱼、鱼子、带鱼、香蕉、番茄、坚果等。

(5) 维生素 C 含量较多的食物：西红柿、柠檬、橙子、柚子、草莓、葡萄。

(6) 维生素 D 含量较多的食物：动物肝脏、蛋黄、牛奶、香菇、菠菜等。

从中医辨证角度，根据个人体质进行食疗调养

中医学没有腰椎间盘突出症这一病名，其大多归属于"腰痛、腰腿痛、痹症"范畴。

辨证论治是中医药的主要思想，中医食疗也应遵循这一原则。在临床中，腰椎间盘突出症一般以血瘀型、寒湿型、肾虚型这三种证型多见。其中，急性疼痛期多为血瘀型；慢性期、康复期则多为寒湿型、肾虚型。

区分血瘀型、寒湿型、肾虚型

一般来说，疼痛较明显、疼痛部位较固定、拒按，劳动加重的多为血瘀型；疼痛以酸困为主，阴雨天加重，遇热则舒的

多为寒湿型；腰酸膝软，喜揉喜按、喜卧、不耐久站或久坐的大多为肾虚型。

血瘀型、寒湿型、肾虚型患者的食疗调养

在日常生活中，食疗调养除了多食用一些既有药用价值又是食用价值的食物（如红枣、桂圆、山药等）外，还可采用药膳形式进行调养，将具有调理作用的中药材佐以适应证型。

食疗调养在急性疼痛期一般用得很少，如当属血瘀型，也可选择当归、三七等中药材做成药膳进行辅助食疗。食疗调养主要是用于腰椎间盘突出症患者的慢性期、康复期，其辨证分型多为寒湿型、肾虚型。其中，寒湿型可选择薏苡仁、五加皮、生姜、八角等药材，佐之以食材制成药膳进行食疗调养；肾虚型可选择山药、枸杞、熟地黄、杜仲等药材，佐之以食材制成药膳进行食疗调养。

由于中药材品类繁多，大家口味喜好各不相同，这里仅推荐几种较为常用，且普通老百姓都能用得起的药材，供大家参考选择。当然有些药材的疗效可能会更好，但价格昂贵，大家可以根据自己的经济能力进行选用，这里不做推荐。具体如何烹饪，佐之以何种食材，由大家自行决定。

如果实在不会做菜怎么办？教你一个方法，到药店选购药材，每次选用1~2种适量的药材炖汤（如杜仲、熟地黄等）、煲粥（如薏苡仁、山药等）或煎水（如枸杞等）代茶饮。

食疗药膳有很好的调理作用，也比较安全有效。但只要是药就会有偏性，我们要注意控制剂量，不可超量使用。

倒走能不能治腰痛

倒走，也就是大家常说的倒跑，其实就是后退式行走的一种运动方式。关于倒走能治疗腰痛，在民间流传甚广。在公园里，我们经常可以看到在进行倒走锻炼的人群。很多人认为这种方法既能锻炼身体，又对腰痛有很好的帮助，所以盲目跟风练习者比比皆是。

倒走对腰痛是否真的有帮助

答案是肯定的。但又有人会说了，为什么他坚持锻炼了一段时间，不但腰痛没有好转，甚至还进一步加重了呢？在这里我们有必要说明一下，虽然倒走对腰痛是有帮助的，但需要掌握正确的方法和适应证，并不是所有的腰痛患者都可以进行倒走。

哪些腰痛不适宜进行倒走

首先，我们要确定腰痛的病因。内科、外科、妇科等很多问题都可以引起腰痛，如泌尿系统结石、消化系统疾病、女性盆腔疾病，甚至某些皮肤疾病等。这些疾病引起的腰痛不适宜进行倒走。此外，肿瘤、结核、创伤等不良病变引起的腰椎疾病者，腰椎间盘突出、腰椎管狭窄、腰椎滑脱等已经明显引发下肢神经症状者，也不适宜进行这项运动。

哪些腰痛可以进行倒走这项运动

一般来说，倒走运动的主要适应证是由骨关节软组织引起的非特异性腰痛，其中大多数是咱们老百姓所说的腰肌劳损引起的腰痛，尤其以合并腰椎生理弧度不足较为适宜。因为倒走能够放松我们平时在正常情况下使用的一些肌肉，如竖脊肌和多裂肌等，从某种程度上对缓解腰痛有一定的帮助。并且倒走还有助于矫正腰椎生理弧度，帮助打开脊柱上的关节面，改善脊柱力学状态，减少腰痛的压力来源，对腰痛患者有较好的康复促进作用。

当然，有些腰痛患者（如合并腰椎生理曲度过大者）练习倒走反而可能会加重腰痛，所以倒走运动对这部分腰痛患者是不适宜的。

患者如何自行鉴别腰椎曲度过大

腰椎曲度可通过侧位 X 线检查（图109）、CT、磁共振均可鉴别。如果没有拍片子，也有一些简易方法可以鉴别。

您可以靠墙站立，由于看的是腰椎曲度，背部、臀部紧贴墙面站直。若能在腰部与墙面之间的空隙处可插入自己的手掌，但不能插入自己的拳头，则为腰椎曲度适宜；若能在腰部与墙面之间的空隙处较轻易地插入自己的拳头，则为腰椎曲度过大；

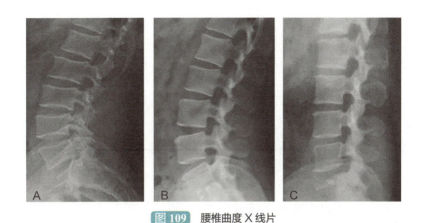

图 109 腰椎曲度 X 线片

A. 腰椎生理曲度过大；B. 腰椎生理曲度正常；C. 腰椎生理曲度变直

若在腰部与墙面之间的空隙处连自己的手掌也难以插入或腰部紧贴于墙面没有空隙，则为腰椎曲度过小（图 110）。其中，腰

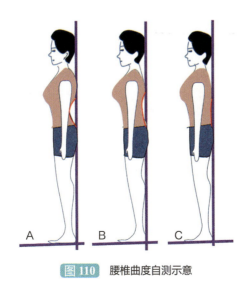

图 110 腰椎曲度自测示意

A. 腰椎生理曲度过大；B. 腰椎生理曲度正常；C. 腰椎生理曲度变直

椎生理曲度过大者不适宜进行倒走运动。

如何做倒走运动才能有效治疗腰痛

掌握正确的方法、适宜的锻炼强度并持之以恒是获取疗效的关键。倒走运动比较简单易行，这里就不再赘述。但倒走时要确保安全，选择平坦空旷的场地，不要左顾右盼。运动量可根据个人具体情况，每次进行 10~20min，每周 4~5 次即可达到运动目的。

要想腰椎间盘突出症不复发，注意这些生活细节

在疼痛门诊接诊时，很多患者常会咨询腰椎间盘突出症治好后该如何保养，有哪些注意事项？另外，临床上也有少数这样的腰椎间盘突出症患者，在经过治疗后疗效很不错，但好景不长。疗效在稳定一段时间后，似乎又有一点反复。患者百思不得其解，认为自己已经特别注意了，并没有做什么体力活，更是没有去做重体力活，怎么又反复了呢？

从理论上讲，如果腰椎间盘突出症疗效稳定后再反复，肯定是有一定的诱发或损伤因素，只是患者没有注意到或不自知。其实很多患者在疼痛症状明显期或在刚刚治愈后的一段时间里，会特别注意保养。但一旦疼痛好转，症状缓解，很多患者就好了伤疤忘了疼，开始肆无忌惮了。要做到康复后疗效长久稳定，这些生活细节不能忘。

不良生活习惯

很多患者只是强调没有做体力活或重体力活，有些患者甚

至请假在家休息，但打麻将、上网、看电视，一坐就是大半天。即使卧床休息，很多也是半坐卧位或扭曲在床上刷手机。这些动作都是一些伤腰的动作，对腰椎压力很大，应尽量避免。不注意这些小细节，在疗效没有稳定的情况下很容易导致症状反复。在腰椎间盘突出症治疗期或康复期，要做到多躺躺、适当散散步、尽量少坐。即使要坐也坐得高一些、时间短一些、避免弯腰或扭腰，不要坐软质沙发或很矮的小板凳。女性还要尽量要少穿高跟鞋。

咳嗽

咳嗽引起的腹压增大也是导致腰椎症状反复的原因之一，有抽烟习惯的患者要尽量戒烟，这样才能避免咳嗽或减少咳嗽；没有吸烟习惯的患者要注意保暖，避免受凉引发咳嗽；有鼻炎的患者要尽量控制症状，打喷嚏也可使腹压增加，导致腰椎症状加重。

便秘

与咳嗽诱发症状反复的机制类似，便秘者在排便过程中腹压增大，容易导致腰椎症状加重或复发。腰椎患者在休息期间，活动量少，尤其是卧床休息后，很容易发生便秘。所以在此期间就要做好预防和改善措施，饮食结构要做适当调整，多喝水，并且在保证充足蛋白质及能量供应的情况下，多食用含纤维素多的食物，增加新鲜蔬菜水果的摄入等。此外，要养成定时定点排便的习惯，适当运动（如散步和游泳）。原先就有慢性便秘的患者尤应注意，必要时可采取一些通便措施，如使用通便药物开塞露，或采用灌肠疗法。

性生活

受传统观念影响，大多数患者都羞于提及性生活问题，很多年轻患者有时想问又不好意思问。但是，在腰椎康复过程中，这又是个不可回避的问题。其实，这方面的注意事项主要是性生活的频率、姿势及方式。频率方面，急性期一般要尽量避免性生活，康复期可根据个人情况进行，一般也不宜过频，以不引起腰部不适及次日不感疲劳为度。姿势及方式方面，主要是避免使腰椎处于不正确、不协调的受力状态。女性患者尽量采取被动及传统体位，男性患者则尽量采取女上男下位，使腰椎尽可能处于不受力、少受力状态。

贪凉

贪凉也是导致症状复发的一大原因。在中医病因病机里，贪凉对腰腿痛的影响尤为重要。即使从常识角度讲，贪凉也可导致腰椎周围软组织血液循环减少，局部肌肉收缩痉挛，极易引起腰椎症状的反复和加重。因此平时要注意保暖，避免淋雨及长时间待在寒冷潮湿的环境里。其中，夏日空调温度过低是导致症状反复的一个容易被忽视的因素，我们要尽量避免。有些患者喜欢夜里睡在地板上，这都是不可取的。

以上这些容易诱发或加重腰椎间盘突出症症状的生活细节，是大家很容易忽视的。做好腰椎的保养肯定不只是不干体力活，不干重活那么简单，同时还要注意生活细节，好好保养，挺过康复期，然后循序渐进地适应正常生活。

腰椎间盘突出症患者如何正确选购和佩戴腰围

在门诊中，我们时常会推荐腰椎疾病患者使用腰围，作为腰椎间盘突出症、腰椎滑脱急性期及康复期的辅助治疗。但是，在大家使用的过程中，我们也发现了不少问题，其主要表现在两方面：一是没有选购合适型号的腰围（图111），甚至还有极少数患者购买的是产后或手术后使用的腹带或瘦身束腰带；二是没能对腰围进行正确的佩戴。

如果选购的是产后或手术后用的腹带或瘦身束腰带，这对患者的病情没有太大帮助。即使选择了正确的腰围，但如果型

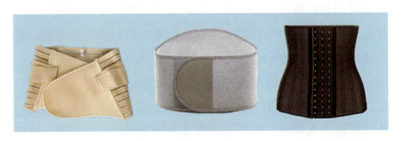

图111 腰椎患者容易买错的三类腰围

号或佩戴方法不对，不但疗效下降，还会给患者带来不适感，降低佩戴依从性。

使用目的

腰围又称护腰，腰椎间盘突出症患者佩戴腰围可减少腰椎 30% 的负荷，具有很重要的辅助治疗作用。其可通过限制患者腰椎的活动度，加强腰椎的稳定性。对腰椎进行相对的固定制动，有助于保护腰椎间盘及周围关节软组织等附属结构，减轻腰椎活动或不稳定时对周围神经、血管、软组织的刺激，控制局部无菌性炎症的发展，促进炎症、水肿的消除和吸收，缓解或减轻由此带来的疼痛不适症状，达到促进腰椎快速康复的目的。

如何选购

在腰椎间盘突出症急性期应尽可能选择硬度较高的腰围（图 112），这样可以更好地起到支撑和保护腰椎的作用。康复期则可以选择一些透气性好、弹力好的腰围，这种腰围相对而言舒适性较高，贴合度较好，平时可以穿在衣服里面，不影响美观，可以正常地工作学习。腰围的规格要与自身腰的长度、周径相适应。其宽度上缘须达肋下缘上 5cm 左右，宽度下缘至髂嵴下 5cm 左右。同时要具有一定的硬度，建议选购带有弧形钢条的腰围。腰围后侧弧形钢条以平坦或略向前凸为佳。

如果在柜台购买，可以试戴一下。看看型号是否合适，佩戴是否舒适。现在网上购物较方便，选择空间也更大。在购买前可联系客服，告知你的体型、腰围尺码等数据。由于现在

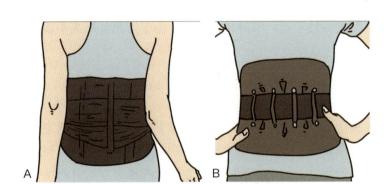

图 112　两种常见类型的腰围

A.透气性好、相对较舒适的腰围；B.支撑性好的腰围

可参考的腰围尺码都是以腰围的长度来提供选择的，宽度大多是一致或相对固定的。所以，对一些特殊体型的患者，如瘦长型或矮胖型的患者，建议给客服提供肋骨下缘到髂嵴的距离（图 113）。不然可能会出现瘦长型患者长度合适但宽度不够，矮胖型患者长度合适但宽度过宽的现象。这些都是不适宜的，疗效也就会大打折扣。

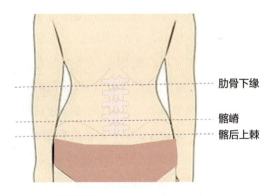

图 113　肋骨下缘与髂嵴宽度示意

佩戴方法

最好躺在床上,在腰部肌肉相对放松及腰椎负荷较小的状态下进行佩戴。患者平躺于床上,双腿支撑,抬起臀部,调整好腰围位置,先将双侧松紧固定带粘贴好,再拉紧固定带。以侧卧位手肘支撑姿势下床、下床站立后再次调整腰围的松紧度(图114)。一般以能容纳两指,呼吸不吃力为宜。太紧会有呼吸不畅、局部不适感,还会导致局部皮肤过敏,甚至皮肤擦伤;太松则起不到固定支撑腰椎的作用。患者可先试戴半小时,如有不适及时调整。

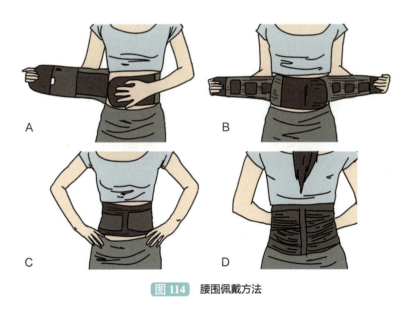

图114　腰围佩戴方法

佩戴时间

在腰椎间盘突出症急性期,一般除卧床休息外,均要正常佩戴，待疼痛缓解后可逐步减少佩戴时间。进入康复期后，一般性的活动可不必一直佩戴，但在长时间坐位或在体力活动及其他需要增加腰部负荷时建议佩戴。腰围佩戴时间可根据患者个人情况而定，一般1～3个月为宜。

注意事项

在腰椎间盘突出症疼痛明显的急性期，即使佩戴腰围，仍要注意避免过度的腰椎活动及不协调姿势等增加腰椎负荷的动作。一些患者在佩戴腰围后，疼痛不适明显减轻，就一直佩戴腰围，甚至形成依赖，这是不可取的。长期佩戴腰围会造成腰部肌肉僵硬，降低腰骶部关节的活动度，甚至导致肌肉失用性萎缩，使腰部僵直、无力。在疼痛缓解后，进入到康复期阶段，则要逐渐减少佩戴时间，同时进行腰背肌康复锻炼，特别是要加强核心肌群的康复训练。当然也有些患者对腰围存在认识误区，在急性期也拒绝佩戴，这是不明智的。腰围对腰椎间盘突出症患者，特别是急性期患者具有减少刺激、缓解疼痛、促进康复、缩短疗程的确切疗效。

腰椎疼痛康复伴侣——"中药湿热敷"疗法

在临床中有这样一群患者,其临床症状主要表现为腰背部酸痛不适,不能久坐或久站,弯腰或下蹲过久后出现腰痛,活动后又可缓解;或者平时没有明显不适,只是在劳累或加班后,或阴雨天出现腰痛及下肢不适;以及有一些经过治疗后,症状已经好了一大半,但还是会存在少许的腰部、臀部、下肢的酸痛麻木不适等症状。

上面所提及的这些症状大多处于腰椎间盘突出症前期、腰椎间盘膨出期或腰椎间盘突出症康复期。对于这些患者,特别是处于腰椎间盘突出症康复期的患者,治疗已不再占据主导地位,更应注重引导患者自主参与到康复计划中来,在无痛状态下进行有序的自我康复,同时联合中医药调理,这样方可发挥重要的自我康复作用。此时我们给患者推荐自我康复疗法联合中药湿热敷疗法,往往会取得比较满意的消除症状、恢复功能、预防复发的长远疗效。

中药湿热敷,又称中药熥敷,古称熨法。早在《黄帝内经》

中就有相关记载及论述。在腰椎间盘突出症、腰肌劳损、梨状肌综合征等引起腰腿痛不适的康复过程中,中药湿热敷是一个很好的选择。

中药湿热敷是根据中医临床辨证论治原则,选用适合患者证型的中药方剂,研为粗末装入特制的布袋中,放入锅中隔水蒸煮后,趁热敷于患处,通过药力和热力的双重作用,达到活血化瘀、祛风散寒、温经通络的一种中医外治方法。其药力和热力直接作用于患部,对局部穴位和经络形成温热刺激的同时,可改善深部血液循环,解除肌肉痉挛,并能显著改善腰椎间盘突出症患者的血液高黏滞状态,促进局部炎症吸收,能够消除患者疼痛不适、酸胀麻木的症状,达到促进腰椎功能恢复的作用。

为什么我们如此青睐于中药湿热敷疗法

中药湿热敷疗法与其他治疗方法相比具备如下优势(图115)。

(1) 相对传统膏药而言,中药湿热敷的配方可以根据患者的具体情况灵活加减选用,避免了千人一方。同时,其载药量大、药力更加强劲、康复效果更好。由于使用纯中药药材直接在病变部位进行湿热敷,不需要加入其他物质进行炼制,避免了外用制剂熬制过程中生成的重金属伤害。同时,也不用一整天敷在患处,减少了与皮肤接触的时间,避免了过敏现象,整体使用感觉比较方便舒适。

(2) 相对于其他治疗方法来说,中药湿热敷疗法除了要避免烫伤以外,在整个治疗过程中几乎无痛苦,大多数患者都可以接受,并且能够自行居家治疗,省去了往返医院的烦劳。患者

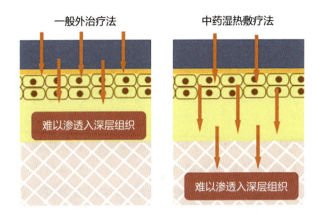

图 115　一般外治疗与中药湿热敷疗法示意

得到了更多的休息时间,能够更充分地进行休息,有利于疾病康复,同时也节省了不少费用。相对于口服和静脉输注给药,避免了药物口服及静脉给药可能带来的不良反应。其药物直接作用于患处,局部药液浓度较高,有助于有效成分的吸收,疗效更好,且无不良反应,可长期应用。

(3) 为了解决中药热敷疗法药物加热的不便,现在出现了以微波炉加热及电加热为主的加热方式。但通过锅内蒸煮方式进行中药湿热敷,其穿透力更强,直接接触患处皮肤,更能穿透深层病变组织。同时,药物经过在锅内的蒸煮,其有效成分更能溶解释放,并被病变组织吸收,其疗效更好。所以我们更推崇以中药湿热敷方式来进行自我康复。

当然,中药湿热敷最主要的优势还是在于疗效。经过大量临床病例实践及康复患者的反馈,中药湿热敷疗法相对于其他中医外治疗法,在腰椎间盘突出症患者的自我康复过程中不但使用方法简便易行,长期使用也无不良反应,而且疗效卓越可靠。

如何自制中药湿热敷专用中药包

首先,患者要对自己症状所属的中医证型有初步了解,然后根据自己的体质、证型选用适合自己证型的中药方剂,制成中药包。这样才能使治疗有的放矢,事半功倍,疗效也更为确切。腰椎间盘突出症在中医分型中大致可分为血瘀型、寒湿型、湿热型、肾虚型(表4),其中以血瘀型、寒湿型、肾虚型多见。

表4 腰椎间盘突出症的中医分型及特征

类 型	特 征
血瘀型	有腰部劳损或陈旧性外伤史,疼痛部位肌肉僵硬,痛处较为固定,压之痛甚,劳累加重
寒湿型	有腰部受凉史或久居潮湿环境,阴雨天加重;腰部冷痛重者,遇热则舒,麻木不适
肾虚型	慢性起病,腰酸膝软,喜温喜按、喜卧、不耐久站久坐

为了方便大家自制中药包,力求简单有效易操作,我们在以往特效方的基础上,拟定了对大多数腰椎间盘突出症患者有效的基础方。个人可根据自身情况酌情加减药物及剂量。

基础方药物组成:伸筋草30g,透骨草30g,防风15g,木瓜15g,威灵仙15g,桂枝15g,川牛膝15g,赤芍15g,红花15g等。

血瘀型:加制乳香10g,制没药10g,三棱10g,莪术10g等。

寒湿型:加制川乌6g,制草乌6g,花椒10g等。

肾虚型：加补骨脂 15g，菟丝子 15g 等。

以上药物共为粗末，可加粗盐、白酒、醋各 30g 拌匀（也可不加），装入两个事先做好的（长约 26cm，宽约 18cm）特制布袋内。

自制中药包注意事项

(1) 选用中药包布料时，不宜选用化纤材料，应选用较为柔软的棉质布料，这样不易过敏，也较为舒适。布料的孔隙不能太密，要有一定粗细的孔洞，以便使用时药物在病变部位吸收。

(2) 选用中药材要选购正品，去除杂质，对于伸筋草、透骨草可将较粗枝干去除，不宜粉碎得太细；其他药物研粗末，也不要粉碎得太细。

(3) 如果拌入白酒、醋，则不宜过多，以不使中药发生粘连为度。皮肤敏感者也可不加白酒、醋等，疗效同样可靠。

如何正确使用中药包

每次用药包 2 袋，在第 1 次使用时，先用水泡 30min，然后放置于锅内煮沸后，趁热拧干，注意不要烫伤。待温度适宜时，敷于患处。再次使用时，只需将其放置在锅内，水沸后蒸 10～15min，取出后稍待凉，热度以能够耐受为宜，敷于患处。两袋交替使用，每次 30～60min，每天 1～2 次。用药后的药袋可悬挂于通风阴凉处，或用塑料袋封好放入冰箱内保存。每组药（两袋）可使用 5 天，15 天为一疗程。一般需使用 3～5 个疗程。基础方或肾虚型方可作为保健药包长期使用。

使用注意事项

(1) 操作时药袋温度要适宜，特别是对腰椎间盘突出症导致感觉麻木或不敏感的部位进行湿热敷治疗时，更要特别注意，以免烫伤。

(2) 病变局部有皮肤病或擦伤、溃疡等不宜使用。

(3) 操作时注意室温要适当，湿热敷时毛孔舒张，避免感受风寒。

(4) 操作时体位要舒适，由于每次湿热敷时间较长，应让患者在比较舒适且持久的体位下进行治疗。

(5) 操作时要密切关注自己的感觉，长期俯卧位下会有不适感的患者可选择在仰卧位进行湿热敷治疗。有高血压、心肺功能不好，以及其他基础疾病的患者，特别需要密切观察治疗时的反应，如有异常，立即停止治疗。

(6) 中药湿热敷前宜排空大小便，结束后建议饮用适量温开水。

(7) 一般1～3个疗程见效，按疗程规律使用，疗效更显著。

(8) 配合自我康复疗法，矫正不良习惯，疗效更稳定，愈后不易复发。

腰椎间盘突出症，这样工作生活不伤腰

无论是在静态还是动态过程中，腰椎所能承受的负荷均有一定的限度，超过其所能承受的限度，就有可能产生损伤。工作生活中的不良习惯是导致腰椎负荷增加、腰椎损伤的重要因素。相关研究表明，如果将站立位椎间盘压力视为100%，那么，仰卧位、侧卧位、坐位时的腰椎间盘压力则分别为25%、75%和140%（图116），稍前倾站立位时为150%，稍前倾坐位时为185%，前倾站立位提物时为220%，过度前倾位时为275%。这些数据提示我们，在日常生活中应该避免负荷过大的体位，做好相应的防护措施。

日常工作生活常见姿势错与对

在日常工作生活中，错误或正确的坐、站、起、蹲等常见姿势见 图117 至 图127 。需要注意的是，没有任何一个姿势是绝对的好姿势，工作生活中除了要尽量避免对腰椎负荷过大极容易导致损伤的姿势外，即便是维持对腰椎负荷较小的姿势，

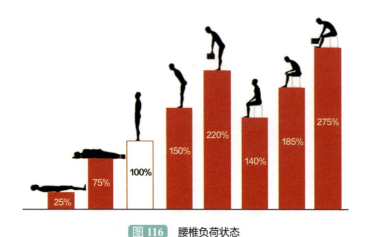

图 116　腰椎负荷状态

也不要持续超过 20～30min。改变日常工作生活中的不良习惯对消除或减轻腰椎间盘突出症、预防复发、促进腰椎健康和提高生活质量具有积极意义。

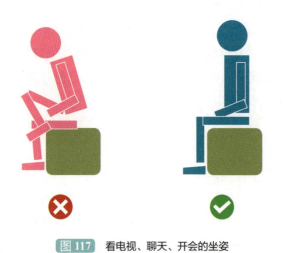

图 117　看电视、聊天、开会的坐姿

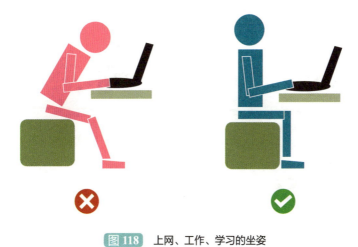

图 118　上网、工作、学习的坐姿

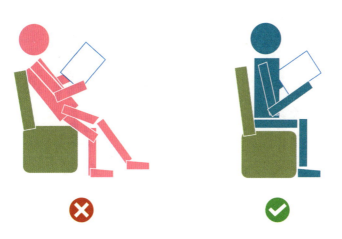

图 119　读书、看报、看手机的坐姿

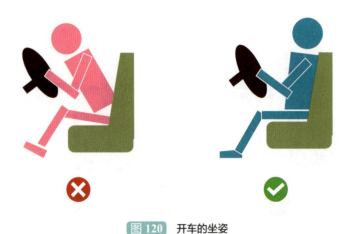

图 120　开车的坐姿

图 121　逛街、购物、提物的站姿

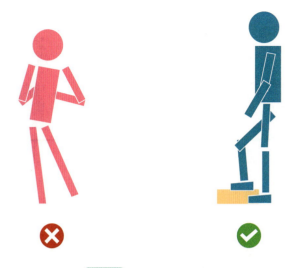

图 122　讲课、闲聊的站姿

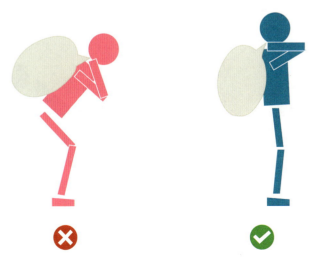

图 123　背较重物品的站姿

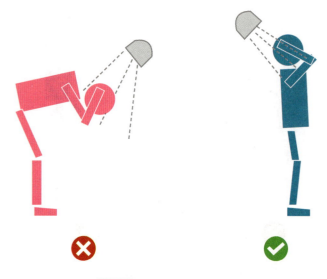

图 124 洗头、洗澡、洗漱的站姿

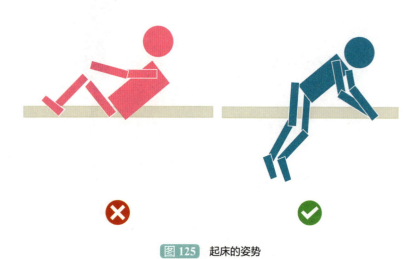

图 125 起床的姿势

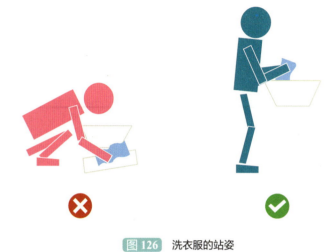

图 126 洗衣服的站姿

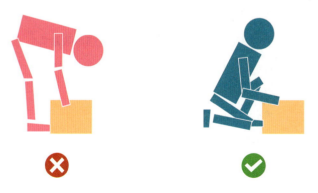

图 127 搬较重物品时的蹲起姿势

附录 A

腰椎间盘突出症常见问题速查*

1	什么是椎间盘？	（002）
2	椎间盘有何作用？	（002）
3	椎间盘的解剖结构如何？由哪些部分组成？	（002）
4	什么是腰椎间盘膨出？	（003）
5	什么是腰椎间盘突出？	（003）
6	什么是腰椎间盘脱出？	（003）
7	什么是腰椎间盘游离？	（003）
8	腰椎间盘突出有哪些临床症状？	（074）
9	$L_{3\sim 4}$ 椎间盘突出压迫哪个神经根？有何临床表现？	（026）
10	$L_{4\sim 5}$ 椎间盘突出压迫哪个神经根？有何临床表现？	（026）
11	$L_5\sim S_1$ 椎间盘突出压迫哪个神经根？有何临床表现？	（026）
12	什么是椎管内型腰椎间盘突出症？	（035）
13	什么是椎管外型腰椎间盘突出症？	（035）
14	椎管内型腰椎间盘突出症腰痛各有何特点？如何区分？	（037）
15	椎管外型腰椎间盘突出症腿痛各有何特点？如何区分？	（037）
16	什么是间歇性跛行？	（043）

* 相应问题的参考答案见括号内页码

17	间歇性跛行的临床表现是什么?	(043)
18	间歇性跛行患者为什么走一段距离要休息一下才能走?	(043)
19	如何区分神经源性间歇性跛行与血管源性间歇性跛行?	(045)
20	什么是腰椎椎管狭窄?	(048)
21	腰椎椎管狭窄就一定需要手术吗?	(050)
22	什么是椎间盘源性腰痛?	(054)
23	椎间盘源性腰痛与腰椎间盘突出症是一回事吗?	(054)
24	椎间盘源性腰痛有哪些临床特征?	(056)
25	什么是腰椎滑脱?	(058)
26	腰椎滑脱和腰椎间盘脱出是一回事吗?	(058)
27	腰椎滑脱如何分度?	(058)
28	什么是真性滑脱?什么是假性滑脱?	(060)
29	腰椎滑脱需要手法复位吗?	(061)
30	腰椎滑脱一定需要手术吗?	(060)
31	除了腰椎间盘突出症,读片时容易忽视的腰椎病变有哪些?	(017)
32	腰椎小关节积液的磁共振有何表现?	(017)
33	腰椎多裂肌脂肪浸润的磁共振有何表现?	(018)
34	腰椎间盘纤维环撕裂的磁共振片有何表现?	(019)
35	哪些疾病可引起腰腿痛,要与腰椎间盘突出症相鉴别?	(013)
36	什么是胸腰椎压缩性骨折?有何临床特征?	(013)
37	什么是腰椎结核?有何临床特征?	(014)
38	什么是腰椎肿瘤?有何临床特征?	(013)
39	什么是强直性脊柱炎?有何临床特征?	(015)

40	什么是股骨头坏死？有何临床特征？	（015）
41	什么是脊髓型颈椎病？有何临床特征？	（015）
42	为什么腰椎间盘突出症治疗前要进行相关评估？	（063）
43	为什么说腰椎间盘突出拍片子不能替代专科体格检查？	（067）
44	什么是 4 字试验，有何临床意义？	（068）
45	什么是直腿抬高试验，有何临床意义？	（070）
46	什么是直腿抬高加强试验，有何临床意义？	（070）
47	什么是反射检查？有何临床意义？	（038）
48	什么是肌力检查？有何临床意义？	（038）
49	为什么要进行肌力检查？如何自测？	（072）
50	什么是 VAS 评分？在腰椎间盘突出症患者中有何临床意义？	（040）
51	什么是腰椎磁共振轴位？	（011）
52	什么是腰椎磁共振矢状位？	（011）
53	腰椎曲度变直，如何通过片子区分？	（156）
54	腰椎曲度过大，如何自行简易区分？	（156）
55	腰椎间盘突出是突出越大越严重吗？	（006）
56	为什么有些患者腰椎间盘突出很小，但临床症状很严重？	（007）
57	为什么说 CT 容易误诊或漏诊腰椎间盘突出的真实情况？	（009）
58	腰椎间盘突出在哪些部位，病情会更严重？	（008）
59	为什么有些人拍片子发现腰椎间盘突出，但没有任何临床症状？	（027）

60	为什么有些患者的 CT 磁共振结果完全一样，临床表现却不同？	（025）
61	为什么腰椎间盘突出压迫硬膜囊可以没有临床症状？	（050）
62	为什么临床上大多数 $L_{3\sim4}$ 椎间盘突出没有腿痛症状？	（027）
63	为什么 $L_{4\sim5}$ 椎间盘突出的症状会相对更严重？	（028）
64	为什么 $L_5\sim S_1$ 椎间盘突出更容易出现脊柱侧弯？	（028）
65	什么是出口根？什么是走行根？同一节段的腰椎间盘突出引起的临床表现有何不同？	（030）
66	什么是神经根变异？有何临床价值？	（032）
67	什么是马尾神经沉降阳性？有何临床意义？	（050）
68	为什么要区分椎管内与椎管外腰椎间盘突出症？有何临床意义？	（039）
69	腰椎间盘突出症不开刀能不能治好？	（064）
70	非手术疗法能不能从根本上治疗腰椎间盘突出症？其有效机制是什么？	（085）
71	腰椎间盘膨出的治疗结局是什么？	（084）
72	腰椎间盘突出的治疗结局是什么？	（084）
73	腰椎间盘脱出的治疗结局是什么？	（085）
74	为什么说不能仅凭报告单就给患者进行有创治疗？	（032）
75	哪些腰椎间盘突出症患者需要手术治疗？	（024）
76	什么是腰椎间盘突出危象？	（023）
77	鞍区是指哪个部位？	（075）
78	什么是鞍区麻木？	（075）
79	什么是足下垂？	（076）

80	大小便失常的腰椎间盘突出症患者有哪些临床表现？	（076）
81	哪些腰椎间盘突出患者更容易出现腰椎间盘突出危象？	（023）
82	出现腰椎间盘突出危象是否坚持保守治疗？	（077）
83	什么是特色中医靶点疗法？	（079）
84	特色中医靶点疗法如何取得显著的临床疗效？	（079）
85	特色中医靶点疗法适合哪一类腰椎间盘突出症患者？	（079）
86	什么是特种针刺疗法？适合哪一类腰椎间盘突出症患者？	（080）
87	什么是生物力学疗法？适合哪一类腰椎间盘突出症患者？	（081）
88	中药对腰椎间盘突出症的主要作用是什么？	（082）
89	什么是牵引疗法？	（087）
90	为什么有些腰椎间盘突出症患者牵引后会加重？	（087）
91	什么是腋下型腰椎间盘突出？如何区分？	（088）
92	腰椎间盘突出可以发生重吸收吗？	（092）
93	哪些腰椎间盘突出更容易发生重吸收？	（093）
94	在等待和促进腰椎间盘突出重吸收的过程中，有哪些注意事项？	（094）
95	椎管内型腰椎间盘突出症的治疗方法有哪些？	（039）
96	椎管外型腰椎间盘突出症的治疗方法有哪些？	（039）
97	为什么有些腰椎间盘突出患者贴一两张膏药，或者休息一两天就好了？	（021）
98	腰椎间盘突出症会不会复发？如何减少复发？	（159）
99	为什么说治疗找医生，康复靠自己？	（099）

100	哪些腰痛适宜自我康复疗法？	（099）
101	哪些情况不宜进行自我康复疗法？	（100）
102	急性腰痛如何处理？	（101）
103	慢性腰痛如何自我康复？	（102）
104	前弯腰痛如何自我康复？	（111）
105	后仰腰痛如何自我康复？	（115）
106	腰痛无力、不耐久坐如何自我康复？	（118）
107	臀部疼痛，如何自我康复？	（131）
108	下肢疼痛麻木、酸胀不适，如何自我康复？	（124）
109	大腿后侧难受、吊筋感，如何自我康复？	（133）
110	小腿后侧难受、吊筋感，如何自我康复？	（136）
111	小腿到脚背酸胀疼痛、麻木不适，如何自我康复？	（143）
112	小腿到脚底酸胀疼痛、麻木不适，如何自我康复？	（143）
113	腰痛不是很明显，但酸困、不舒服、下雨天更明显，如何自我康复？	（118）
114	哪些因素可以导致腰椎间盘突出症的症状加重或复发？	（074）
115	腰椎间盘突出症患者可以进行性生活吗？有哪些注意事项？	（161）
116	腰椎间盘突出患者急性期饮食要注意什么？	（150）
117	腰椎间盘突出患者应多摄入哪些对腰椎更有益的食物？	（151）
118	腰椎间盘突出患者如果进行食疗？	（152）
119	血瘀型腰椎间盘突出症药膳食疗可选用哪些中药材？	（154）
120	寒湿型腰椎间盘突出症药膳食疗可选用哪些中药材？	（154）
121	肾虚型腰椎间盘突出症药膳食疗可选用哪些中药材？	（154）

122	倒走可以治疗腰痛吗？	(155)
123	倒走治疗腰痛的原理是什么？	(156)
124	哪些腰痛患者适合倒走训练？	(156)
125	哪些腰痛患者不适合倒走训练？	(155)
126	倒走训练有哪些注意事项？	(158)
127	为什么建议腰椎间盘突出症患者使用腰围？	(163)
128	佩戴腰围有什么作用？	(163)
129	如何选购适合自己的腰围？	(163)
130	如何正确佩戴腰围？	(165)
131	腰围可以长期佩戴吗？	(165)
132	中药湿热敷相对传统膏药的优势是什么？	(167)
133	为什么说湿热敷比干热敷疗效要更好？	(168)
134	中药湿热敷药袋的材质有何要求？	(170)
135	为什么要按症状分型选用中药包？	(169)
136	如何自制中药包？	(170)
137	如何正确使用中药包？	(171)
138	中药包使用过程中有何注意事项？	(172)
139	腰椎间盘突出症日常生活如何正确坐？	(174)
140	腰椎间盘突出症日常生活如何正确站？	(177)
141	腰椎间盘突出症日常生活如何正确洗漱？	(178)
142	腰椎间盘突出症日常生活如何正确起床？	(178)
143	腰椎间盘突出症日常生活如何正确洗衣服？	(179)
144	腰椎间盘突出症日常生活如何正确开车？	(176)
145	腰椎间盘突出症日常生活如何正确搬提重物？	(179)

附录 B

特色中医靶点疗法十二问

1 什么是特色中医靶点疗法？

答 特色中医靶点疗法是在"特色穴位长针深刺疗法治疗腰腿痛"经验的基础上，结合现代医学的解剖学、病理学、骨科学、疼痛学方面知识融合创新，形成的"腰椎间盘突出为主引起的腰腿痛"特效治疗方法。具有不开刀、疗效好、康复快、不易复发的特点。

2 能治哪些病？

答 特色中医靶点疗法主要用于治疗腰椎间盘突出、腰椎狭窄、腰椎滑脱（Ⅰ度滑脱疗效更好）及腰椎术后复发引起的腰腿疼痛。

3 治疗原理是什么？

答 特色中医靶点疗法的治疗原理是在特定部位（穴位）上利用穴位针刺效应的同时，进行腰椎间盘突出及神经根周边的靶向给药，达到椎间盘及神经根炎症消退，突出髓核缩小，减轻压迫，松解粘连，营养神经，加强神经根传导，缓解疼痛的治疗目的。

4 和打封闭有什么不同？

答 封闭针通常是"哪里痛打哪里"，特色中医靶点疗法是在"特定穴位"上和现代医学定位下进行治疗，完全不同于封闭针的"哪里痛打哪里"。

5 和疼痛科射频等离子靶点有何区别？

答 疼痛科的等离子、射频、臭氧等靶点技术需要对椎间盘进行穿刺。椎间盘像汽车的轮胎一样，是人体减震系统的一部分。特色中医靶点疗法不需要穿刺椎间盘，对椎间盘及纤维环起到最大保护作用，更有利于患者康复，更有利于取得良好的远期疗效。

6 疗效怎么样？

答 据长期临床观察，特色中医靶点疗法对腰椎间盘突出急性期根性痛具有很高的有效率。很多随访患者表示其疗效稳定，且大都恢复了劳动能力，甚至有的患者还恢复了从事原来重体力劳动的能力。

7 一般几次能见效，需要治疗几次，间隔多长时间治疗 1 次？

答 一般治疗 1～2 次就可收到明显效果，特别是针对急性期因疼痛不能坐立行走的患者，其疗效更显著，当天或 1 次治疗就会取得明显疗效。一般 7～10 天治疗 1 次，4 次为一疗程。大多数患者在接受 2～4 次治疗后，即可取得明显疗效，有很多患者甚至 1 次就可以治愈。

8 治疗有没有痛苦,风险大不大?

答 治疗几乎无痛或仅微痛。特色中医靶点疗法比较安全,但在治疗过程中会用到少量药物,所以对药物过敏或过敏体质的患者需提前告知医生。较严重的糖尿病患者由于较容易发生感染,一般不适宜该疗法。高血压患者就诊前建议将血压控制在150/90mmHg以下。另外,出血不容易止住的患者(如血小板小于90×10^9/L)、出现凝血功能障碍的患者等也不适宜该疗法。

9 是不是只要是腰椎间盘突出都不需要开刀,特色中医靶点疗法都可以治疗?

答 不是,一般以腰腿痛为主的腰椎间盘突出患者都可以选择特色中医靶点治疗。但患者如果出现下肢力量下降、失去感知觉,甚至足下垂及大小便出现问题,还是需要选择手术治疗。

10 为什么治疗期间要尽量卧床休息,下床时带好腰围,做好保养?

答 卧床休息及带腰围都是为了尽可能降低椎间盘的负荷,促进椎间盘突出恢复。在此期间,需要患者密切配合,严格遵守医嘱。如平稳度过这段时期,复发的概率就会大大降低,甚至不复发。

11 会不会复发?

答 据长期临床观察,治愈后的3~6个月是康复关键期,这期间若能注意保养,不干重活、不贪凉、避免不良姿势,平稳度过这段时期，一般就很少复发。急性期（发病 1 个月内）就诊的患者，特别是那些因剧烈疼痛已经不能正常行走或卧床不起的急重症患者，治愈后几乎很少复发。

12 原来是疼痛剧烈、不能久坐、不能行走等很严重的症状，经过特色中医靶点疗法治疗后，现在能走了，也能坐了，疼痛也好了 80% 了，但还是有一些不舒服的感觉，这是为什么？

答 临床上少部分患者会有以上所说的一些症状，这种现象大多与患者的腰椎间盘突出的病程长短、压迫程度及自身的康复能力、体质有一定关系。一般情况下，随着时间的推移，再配合自我康复疗法，给机体一定的康复时间，大多数病例都可以逐渐康复。